脾

为后天之本

脾虚就这么补

主　编　胡世云

副主编　李成辉　周　敏　宋丽萍

编　者　（按姓氏汉语拼音音序排序）

陈文东　邓　华　符　丽　何文文　黄　镛

李柏茂　梁子健　林宏通　覃　军　沈鸿婷

谢鸣坤　叶思婷　余永煌　查冠琳　张彩霞

庄春娜　庄映格

绘　图　叶思婷　李柏茂

人民卫生出版社

·北京·

图书在版编目（CIP）数据

脾虚就这么补 / 胡世云主编. — 北京：人民卫生
出版社，2023.1
ISBN 978-7-117-33545-4

Ⅰ. ①脾… Ⅱ. ①胡… Ⅲ. ①健脾－基本知识 Ⅳ.
①R256.3

中国版本图书馆 CIP 数据核字（2022）第 170239 号

人卫智网	**www.ipmph.com**	医学教育、学术、考试、健康， 购书智慧智能综合服务平台
人卫官网	**www.pmph.com**	人卫官方资讯发布平台

脾虚就这么补
Pixu Jiu Zheme Bu

主　　编： 胡世云
出版发行： 人民卫生出版社（中继线 010-59780011）
地　　址： 北京市朝阳区潘家园南里 19 号
邮　　编： 100021
E - mail： pmph @ pmph.com
购书热线： 010-59787592　010-59787584　010-65264830
印　　刷： 廊坊一二〇六印刷厂
经　　销： 新华书店
开　　本： 889×1194　1/32　**印张：** 12
字　　数： 240 千字
版　　次： 2023 年 1 月第 1 版
印　　次： 2023 年 1 月第 1 次印刷
标准书号： ISBN 978-7-117-33545-4
定　　价： 58.00 元

打击盗版举报电话：010-59787491　E-mail：WQ @ pmph.com
质量问题联系电话：010-59787234　E-mail：zhiliang @ pmph.com
数字融合服务电话：4001118166　　E-mail：zengzhi @ pmph.com

胡世云科普团队介绍

胡世云，广东省中医院主任医师，中医学博士，出身于新安医学世家，国医大师朱良春先生学术继承人，主要从事高血压病和冠心病的中西医研究以及内科疑难杂病的中西医诊治。主持省部级课题 1 项，厅局级课题 2 项，参加国家和省部级课题 5 项，国内核心期刊发表有影响的文章 30 余篇。主编著作 3 部，整理专著 3 部，参编专著 3 部。

胡世云致力于中医科普 10 余年，是中国中央电视台《健康之路》特约嘉宾。目前开展多个中医科普板块：微信公众号"胡世云主任"、39 健康网《胡说中医》、喜马拉雅个人专辑、今日头条"胡博士说中医"等。

胡世云带领团队，与人民卫生出版社共同打造《肾虚就这么补》《脾虚就这么补》等科普图书，推广中医药文化，打造科学、严谨、通俗、趣致的中医世界，为居民养生保健、防治疾病提供有力的参考。

胡世云科普团队主要成员（按姓氏汉语拼音音序排序）：

陈文东，邓华，符丽，何文文，黄镛，李成辉，梁子健，林宏通，刘惠玲，覃军，任宝琦，沈鸿婷，宋丽萍，谢鸣坤，叶思婷，余永煌，查冠琳，张彩霞，庄春娜，庄映格，郑显辉，周敏。

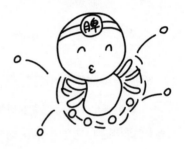

内容提要

　　本书对"脾虚"进行全方位论述，将老百姓平时关心的问题以喜闻乐见的方式呈现在大家面前，从脾的特性娓娓道来，说食疗，讲锻炼，中药与方剂齐飞，艾灸和按摩共成一色，还有小儿、孕妇、产妇等重点人群预防脾虚的详细解读，不同体质的健脾方案，避开谣言误解，三言两语消除疑虑，直达脾虚之内核所在。本书的创作初心即正本清源，内含大量文献考证、民间典故、中药方剂、针灸按摩、食疗方法、健脾体操等。书中运用了形象的比喻手法，以便于读者由浅入深理解；运用对答方式梳理内容，直白而简洁；特别对小儿、孕妇、产妇等特殊人群的脾虚，提供富有中医特色的防治手段；亦有考证后创作的健脾体操，适合在运动锻炼之时"添油加醋"。本书内容简明而实用，图文并茂，通俗易懂，既可作为业余学习的参考资料，又是居家不可或缺的养生宝鉴。

序

中医学是中华文明宝库中的一朵奇葩。千百年来，历代贤达博极医源，精勤不倦，坚守天人合一，整体辨证，消灾愈疾，御邪康体，为我华夏民族之繁衍昌盛立下不朽之功绩。不但疗既罹之疾，更注重未病之治，及形式各异、多方兼施之养生健体方法。使这一完备适用之医疗体系屹立于世界医学之林，且日臻完善。

新型冠状病毒肺炎暴发以来，中医人挺身而出，全程参与，取得举世瞩目的成绩。坚定了中华民族的文化自信，以中医文化自信尤为彰显。

《中共中央关于制定国民经济和社会发展第十四个五年规划和二〇三五年远景目标的建议》要求"把保障人民健康放在优先发展的战略位置，坚持预防为主的方针"。这和中医治未病的理念高度契合。中医人应该抓住这个千载难逢的机遇，讲好中医故事，传播好中医声音，让中医药成为人民健康生活方式的重要组成部分，实现中医的全面复兴。

很高兴看到胡世云博士继《肾虚就这么补》后又一本《脾虚就这么补》的团队力作。人身从离母体之后，脾（胃）即为一刻不可缺如的脏腑。它通过摄纳、运化、吸收、输布将各种谷物转化为精微而供养全身，使人生长壮大，且伴随终身。可见其对人体之重要，故"脾为后天之本"诚不虚言。如何顾护好脾（胃），发挥其正常的生理功能，勿使伤损虚怠？除在有病痛症状即刻诊疗外，未病之时也应做好"脾虚就这么补"的预防措施。

细读世云之作，用言简意赅的语言、图文并茂的形式、风趣幽默的笔墨以及明晰实用的方法，客观而全面地介绍了脾虚相关中医药预防和治疗的知识。既有名方名药，又有食疗、按摩、导引等，简单而易学，故值得推荐。

胡世云出身于中医世家，是新安绩溪胡氏内科流派的第四代传人。祖父胡翘武和父亲胡国俊均是全国名老中医，学验俱丰。又欣闻睹其弘扬家学，博采众长，尊古不泥，创新有根，是位优秀的中医药文化和实践的传承人。欣慰为序。

国医大师　徐经世

壬寅孟冬

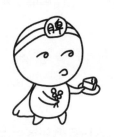

前言

中医学是一门古老而生机勃勃的学科。毛主席曾说："中国医药学是一个伟大的宝库，应当努力发掘、加以提高。"习近平总书记说："我们要发展中医药，注重用现代科学解读中医药学原理，走中西医结合的道路。"从田边的一把草药，到象牙塔里的浩瀚典籍；从保温杯里的几颗枸杞子，到新型冠状病毒肺炎的中医防治工作小组。下里巴人是中医，阳春白雪也是中医。

中医科普，或是传播中医药文化，或是注重居家养生葆真，而本书的出发点，则更多在于正本清源。

"脾虚"是中医学中非常重要的概念，因"脾胃不足为百病之始"。正确认识脾虚，不止于胃肠疾病的调理，更有益于"治未病"所需的体质强盛，还涉及其他系统疾病的发生发展。

脾为"后天之本，气血生化之源""仓廪之官"，本书是继《肾虚就这么补》之后胡世云团队的又一力作，科学、全面地介绍了脾虚的相关知识，比如：脾在整个人体生命过程中有什么重要意义？什么是脾虚？哪些疾病由脾虚引起？如何发现脾虚？养脾的食物、药膳、汤水、药物（包括药食同源的中药材、中成药）有哪些？怎样吃才养脾？养脾的保健穴位有哪些？如何使用穴位按摩或者艾灸等简单易行的方法来养脾？哪些运动有利于养脾？日常养脾要注意哪些细节？如何居家辅助治疗脾虚等相关疾病？多角度、全方位地解决实际问题。

最重要的是本书追本溯源，吸取古代医家最真实的经验与养身秘法，带领读者真正理解脾虚的内涵，从多方面阐释脾虚的形成、中医食疗、针灸按摩、日常养护，尤其对于孕产妇、儿童等特殊人群的各种脾虚不适给予详细阐述和科学指导。本书将老百姓平时关心的问题以喜闻乐见的方式呈现在大家面前，配以图文解释、经典病案，通俗而易懂，实用且明朗，与专业书籍相比，失其刻板，多于趣致，适合大众居家学习，达到健康长寿的目的。

中医科普仍是任重道远，吾辈将继续砥砺前行，致力为大众"搬运""制造"最好的科普内容。

编者

2022 年 11 月

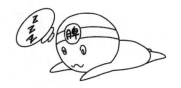

目录

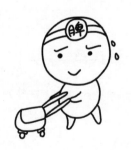

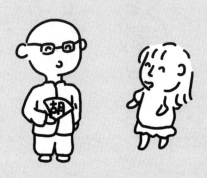

契子

———

胡博士答脾虚 50 问

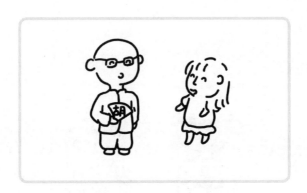

小　庄：近来胃口不好，红烧肉也不香了，是不是脾虚
　　　　作祟？

胡博士：脾虚会导致胃口变差，但胃口差不一定是脾虚。比
　　　　如你失恋了，心情不好，也会胃口差呀。

小　庄：特别容易拉肚子，从小到大都是，该不会是脾
　　　　虚吧？

胡博士：慢性腹泻有很多原因，不完全是脾虚。比如甲状腺
　　　　功能亢进，也会出现腹泻。而有些人在考试前夕，
　　　　会频频光顾洗手间，则可能是肠易激综合征。

小　庄：我顿顿两三碗米饭，大鱼大肉，就是长不胖，是不
　　　　是脾虚呢？

胡博士：在排除甲状腺功能亢进、糖尿病、肿瘤等疾病后，
　　　　如果大便正常，那可能是基础代谢比较高，与遗传
　　　　因素有关，也不一定是因为脾虚导致吸收不良。但

从某种角度来说，你是在炫耀可以吃不胖吗？

小　庄：我朋友体重90千克，你觉得他是不是脾虚？

胡博士：肥胖的人的确有部分属于脾虚情况，还有是因为暴饮暴食、缺乏运动或者遗传等原因。对于脾虚类肥胖，健脾祛湿是可以帮助减肥的哟。管住嘴，迈开腿，才是关键。

小　庄：脾虚就是人们常说的湿气重吗？

胡博士：脾虚可以导致湿盛，而湿盛也可以导致脾虚。脾与湿邪是天生的敌人。不过，有时候脾虚就是单纯的脾气虚、脾阴虚、脾阳虚等，不一定合并有湿邪。

小　庄：有的人脸黄黄的，是不是由于脾虚？我可不想当黄脸婆啊！

胡博士：不一定噢，也有可能是肝胆的问题，或者胡萝卜素吃多了。不过，脾虚可以导致湿重，湿重可以导致气血不畅，气血不畅可以导致面黄。

小　庄：脸上老长痘痘，会不会是因为脾虚？

胡博士：痤疮嘛，与脾虚并不直接关联。只是脾虚人群，湿邪蕴结，面部油脂分泌会增多，油腻的男人、女人，都容易长痤疮。

小　庄：脾虚会不会容易导致抑郁？我老感觉郁闷，是因为脾虚还是钱包虚？

胡博士：也没有直接关联。只是，抑郁容易导致脾虚，也就是中医说的肝郁脾虚。

小　庄：舌苔白厚，舌头的边缘有牙齿印儿，是不是脾虚引起的舌头肿大？

胡博士：舌苔厚是湿邪困重的表现，白厚的话多数是寒湿重。边有齿痕，可能是湿邪导致舌头肿胀，也可能是脾肾气虚或脾肾阳虚。

小　庄：一到下雨天，我的腰和小腿就酸痛，而且我特别怕冷，是不是脾虚引起的？

胡博士：这是风寒湿痹的表现，与脾虚没有直接关联呀。

小　庄：短期内体重噌噌地长，还会出现下肢水肿，是脾虚的原因吗？

胡博士：这是水肿，需要抽血检查肝肾功能。

小　庄：清晨起床，感觉胸闷气短、头晕脑涨，是不是脾虚引起的？

胡博士：这是气血不畅或者气虚，很可能是熬夜引起的。

小　庄：每天一杯奶茶，快乐无边，会不会导致脾虚？

胡博士：奶茶高糖、高热量、高咖啡因，正是犯了脾脏"喜燥恶湿"的忌讳，长期服用当然容易脾虚。不仅如此，反式脂肪酸也不利于心血管健康。

小　庄：我爸爸是广东潮汕人，就喜欢一天到晚喝功夫茶，上班时间也不例外，这可以不？

胡博士：功夫茶多是浓茶，咖啡因和茶碱含量很高，的确使胃肠负担太重，久而久之出现脾虚并不新奇。粗茶淡饭才是养生，浓茶就不好了。

小　庄：我租住的地方是一个地下室，照不进阳光，还有些潮湿，会导致脾虚吗？

胡博士：会的。外湿因素是脾虚形成的常见原因，而且，潮湿阴冷的环境，也能导致其他身体方面的疾病，如风湿痹痛、皮肤疾病、情志障碍等。

小　庄：广东人最喜欢喝凉茶，会不会对脾有影响？

胡博士：广东地区气候湿热，偶尔喝点儿凉茶无伤大雅。但凉茶苦寒，长期服用确会伤害脾胃阳气。

小　庄：有人说吃药伤肝伤肾，那会不会伤脾呢？

胡博士：很多药物都是经过肝肾代谢的，的确会带来一些负担，不过肝肾功能正常的人群不需要过度担心。而有些药物也会损伤脾胃，比如镇痛药、糖皮质激素等。

小　庄：脾虚会遗传吗?

胡博士：假如是脾虚体质人群，的确受部分遗传因素的影响。体质受先天因素和后天环境因素共同作用，所谓种瓜得瓜，种豆得豆，但绝不属于遗传性疾病。

小　庄：吃素健脾，还是吃肉健脾，或者是少吃饭可以健脾呢?

胡博士：荤素与脾虚并无绝对关系，一般来说，健康的饮食是荤素搭配。少吃饭也不利于健脾，古人说的"七分饱"是比较合理的。当然，零食也要算在里面。

小　庄：脾虚状态常常是有气无力，不想动弹，运动锻炼有帮助吗?

胡博士：正确的运动方式，可促进脾虚的恢复，参考一下健脾体操吧。

小　庄：从小肠胃就不好，中医师说我是脾虚，这还有救吗?

胡博士：有些人受先天禀赋影响，表现为脾虚体质。但体质是先天因素和后天环境综合作用的结果，具有一定可变性，你可以尝试长期调理，有机会战胜先天的不足。

小　庄：常说忧思伤脾，那快乐是不是可以健脾呢？

胡博士：理论上是可以的。保持乐观的心态，是防治诸多疾
　　　　病的利器，但是也不能过度兴奋。

小　庄：有没有什么吃吃喝喝就可以健脾的方法呢？

胡博士：当然有，可以参考本书脾虚宜食物及食疗方。

小　庄：听隔壁邻居大妈的亲戚说，吃了人参以后肠胃好了
　　　　许多，我也想买点儿试试。

胡博士：人参的确可以益气健脾。不过脾阴虚更适合使用西
　　　　洋参，脾阳虚更适合使用红参，夹湿需要化湿辅
　　　　助，夹郁需要理气辅助，并不是一药破百病。

小　庄：脾虚，是不是多吃些补品就可以啦？

胡博士：虽然说虚则补之，不过补脾也要辨证分阴阳，要看
　　　　有没有合并湿邪、瘀血等，还要看会不会虚不受
　　　　补，所以，不能埋头盲目进补。

小　庄：月经前一两天会习惯性腹泻，算脾虚吗？应该怎么
　　　　调理？

胡博士：这可能是脾肾阳虚，建议请专业中医师帮助调理。

小　庄：运动可以健脾吗？

胡博士：当然可以。中医历来有外治法，也就是由外到内的

调理。运动也可以强化内脏功能，如太极拳、五禽戏、八段锦等具有防治疾病、延年益寿的作用。

小　庄：听说吃枣可以健脾，但是大枣含糖量高，糖尿病患者脾虚的话能吃吗？

胡博士：大枣糖分的确偏高，一般来说，糖尿病只可以少量食用，控制好总热量。

小　庄：糖尿病患者应该如何健康科学地通过食疗补脾？

胡博士：在补脾方面，糖尿病患者只需要注意热量摄入即可，补脾方法与一般人群无异。

小　庄：多吃动物的脾脏真的能补脾吗？

胡博士：这个不提倡。动物脾脏是一个淋巴器官，与中医所讲的脾有较大出入，可参考"中西各异说脾"章节。

小　庄：孕妇、产妇可以补脾吗？

胡博士：当然可以。许多健脾药物亦有安胎作用，比如砂仁、白术等，可以参考本书孕产妇健脾章节。

小　庄：脾虚治好了，也有助于其他脏器吗？

胡博士：当然。脾的运化功能提高，相当于人体的产能提高，经济水平改善，可以给其他脏器多发工资，支援贫困地区，一起跑步进入小康社会。

小　庄：脾虚只需要补脾就可以了吗？

胡博士：不是的。人的机体是一个整体，首先，需要了解脾虚的源头，对因治疗才是根本，比如每顿饭都喝冰冻饮料，那得先戒除不良习惯。其次，要知道脾虚的类型，阴虚、阳虚、气虚侧重点当然不一样。最后，还要看有没有合并其他问题，比如兼夹血瘀、湿热、肾虚、肝旺等，单是补脾也不能解决问题。

小　庄：脾虚需要长期调理吗？

胡博士：最好的治疗是把源头切断，机体自愈。如果实现不了，则调整生活方式，比如运动；如果还是不行，则可以日常保健，比如食疗；如果仍然不行，可以考虑药物治疗。治疗并无固定疗程，全看个体的恢复情况，有些的确需要长期调养，比如患慢性疾病的老年人群。

小　庄：本来是脾阴虚，但是误吃了补脾阳的药，会不会雪上加霜？

胡博士：一般来说，服错药，机体会产生不耐受的表现，比如脾阴虚的患者服用了补脾阳的药物，口干舌燥会加重，这时候首先是停药，然后寻求中医师帮助，扭转局面。

小　庄：为什么我的脾虚证调理了许久，效果还是不够
　　　　明显？

胡博士：这有几种可能，一是个别脾虚体质的人，受先天因
　　　　素影响，治疗效果会大打折扣；二是健脾有许多方
　　　　法，比如升阳健脾、健脾渗湿、益气健脾等，不适
　　　　合你的健脾方法，自然达不到预期目的；三是光补
　　　　脾还不够，生活方式的调整才是基础。

小　庄：我不想一天到晚照顾脾虚，可不可以给我开一副大
　　　　剂量的药，一次就让我痊愈？

胡博士：不可以。吃饭要分三餐，何况吃药。药物剂量虽因
　　　　人而异，但需要在安全使用范围内服用，即便加
　　　　量，也要少量、逐步增加并观察。况且，有些药物
　　　　在不同剂量下，呈现不一样的功效，切不可以自行
　　　　盲目添加。

小　庄：脾虚会连累其他脏器吗？

胡博士：会的。五脏相互关联，脾脏是后天之本，脾虚容易
　　　　牵连其他脏器，比如我们经常听到心脾两虚、肺脾
　　　　肾虚、脾虚肝旺等。

小　庄：我虽然是脾虚专业户，但我还是喜欢没有节制地胡
　　　　吃海喝，有办法吗？

胡博士：没办法。解除原因永远是第一位的。

小　庄：脾虚有什么忌口的？我可是个吃货啊！

胡博士：从脾虚的发病原因来看，饮食方式、情绪、湿邪等都是常见因素。比如寒凉的食物、甜腻的食物、不规律的进食时间、过饱过饥等，都可能会逐渐诱发脾虚。

小　庄：健脾可以增高吗？

胡博士：没有直接作用喔。但是从间接作用来说，脾的强盛有利于机体的生长发育，反之可能导致发育不良。

小　庄：补脾可以美白吗？

胡博士：的确有部分脾虚湿盛的人群表现为面色萎黄等，补脾可以让机体皮肤返回光鲜靓丽，但美丽容颜涉及因素很多，非止于脾也。

小　庄：补脾可以治疗咳嗽、气喘、咳痰吗？

胡博士：脾与肺息息相关。慢性支气管炎、慢性阻塞性肺疾病等肺系疾病往往需要补脾以辅助治疗。

小　庄：补脾可以治疗高血压病、冠心病吗？

胡博士：有间接关系。补脾可化痰湿，有利于心血管系统的长治久安。

小　庄：补脾可以治疗失眠吗？

胡博士：有部分失眠是心脾两虚所致，古人云："胃不和则
　　　　卧不安"，脾胃与睡眠质量的确有深远关系。

小　庄：补脾可以治疗多汗吗？

胡博士：部分多汗是气虚所致，的确可以通过补脾获得疗
　　　　效，但有些多汗属于先天所致，药物难及。

小　庄：补脾可以治疗脱发吗？

胡博士：脂溢性脱发一部分与脾虚有关联，不过还需要辅以
　　　　理血等综合治疗。生活调节亦非常重要。

小　庄：我听说女性容易脾虚，脾虚又容易导致肚子发胖，
　　　　这可是个大问题哦！

胡博士：性别与脾虚关系不大。不过女性喜欢吃零食，可能
　　　　是一种不好的习惯。

小　庄：为什么小孩子多脾虚？

胡博士：小儿生长发育的特点是脾常不足，可以参考本书小
　　　　儿健脾章节。

小　庄：小孩子发育不良肯定是脾虚吗？

胡博士：小儿发育不良，一部分是后天调养不当造成的，可
　　　　能与脾虚有关，还有一部分是先天因素或者疾病导
　　　　致的，不能一概而论。

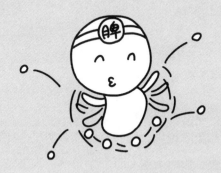

第一章

脾虚的隐秘故事

第一节

脾，后天之本也

我们都是有脾气的人。

在中医藏象学说里，脾一直像焦点明星一样存在。它居住在人体中央，影响力遍布每一个角落。人类是一种精妙的碳基生物，有神明之主——心，有清虚之脏——肺，有先天之本——肾，有血海之主——肝，亦有后天之本——脾。俗话说，三分天注定，七分靠打拼，脾作为人体的生产供应部门，它的经营本事，关乎全局温饱，或者富裕。

脾胃的功能，犹如军队中辎重营的角色，负责供应全军饮食，而敌人喜欢袭击粮道，所以防御战斗亦不可缺；犹如城市中财政厅的角色，开源节流，按需分配，也是操碎了心，而一旦捉襟见肘，活力自然不在；犹如机器中的动力装置，甭管你是汽油还是电力，最终由它化作源源不绝的能量，其貌不扬只是外在，务实求真是它的本来颜色。

▷▷▷ **追本溯源**

《医宗必读》记载："脾何以为后天之本？盖婴儿既生，一日不再食则饥，七日不食则肠胃涸绝而死。经曰：安谷则昌，绝谷则亡。犹兵家之饷道也。饷道一绝，万众立散；胃气一败，百药难施。一有此身，必资谷气，谷入于胃，洒陈于六腑而气至，和调于五脏而血生，而人资之为生者也。故曰：后天之本在脾。"

再容我渐渐道来：脾的前世今生，左邻右舍……

一、脾的作用

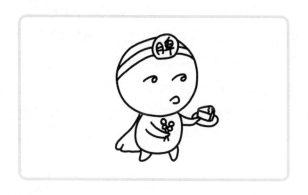

人体的每一个部件都在各司其职，不容"闲汉"，即使是可以被切除"抛弃"的阑尾，其实也是免疫系统的成员，何况是"五虎上将"之一的脾。当我们把牛排、双皮奶、提拉米苏、咖喱鱼丸、巧克力……胡吃海喝，塞进胃肠，脾就负责提炼其中的精华内容，散布灌溉在身体各处，故称其为"气血生化之源"。而剩下的糟粕，自然继续往下排，化作肥料是也。而若脾休年假、搞罢工，工作能力下降，产生堆积，便可为腹胀；工作时间三心二意，草草了事，便可为腹泻。最终都是导致产量下降、身体其他部门经费不足、大崩溃的开始。所以，李东垣在《脾胃论·脾胃盛衰论》中说："百病皆由脾胃衰而生也。"

▷▷▷ **追本溯源**

脾的作用可以概括如下。

1. 脾主运化 《类经》记载："脾主运化，胃司受纳，通主水谷。"《医述》记载："脾之所以消磨水谷者，非为磨之能砻，杵之能舂也，以气吸之，而食物不坠焉耳。食物入胃，有气有质，质欲下达，气欲上升，与胃气熏蒸，气质之去留各半，得脾气一致，则胃气有助，食物之精得以尽留，至其有质无气，乃纵之使去，幽门开而糟粕弃矣。"《医权初编》记载："饮食先入于胃，俟脾胃运化，其精微上输于肺，肺气传布各所当入之脏，浊气下入大小肠，是脾胃为分金炉也。"

2. 脾主升清 是指脾具有将水谷精微等营养物质吸收并上输于心、肺、头目，再通过心、肺的作用化生气血，以营养全身，并维持人体内脏位置相对恒定的作用。

3. 脾主生血、统血 脾主生血，指脾有生血的功能。脾主统血，指脾具有统摄血液，使之在经脉中运行而不溢于脉外的功能。

二、脾的个性

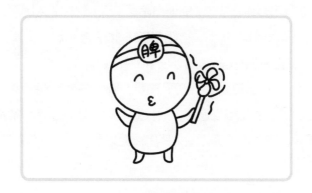

大多数时候，脾是个任劳任怨的老好人，宠辱不惊，无论是高档酒楼的佛跳墙，还是路边地摊的臭豆腐，一概努力加工为人体需要的"营业经费"，但谁不是家里的小公主呢，它就有一个癖好：喜欢干燥，恨不得装一个吹风筒在身上，保持它的"燥美丽"。所以，脾的天敌就是湿邪，两者相杀不相爱，都想把对方摁在地上痛打一百遍。而一旦脾气不够健旺，湿气就会在全身造反，产生痰饮呀、水肿呀，让你疲倦乏力、胃口全无、头重如裹、脘腹胀满。

▷▷▷ **追本溯源**

脾的特性可以概括如下。

1. **脾气主升**　是指脾的气机运动形式以升为要。脾升则脾气健旺，生理功能正常，故曰："脾宜升则健"。五脏各有升降，心肺在上，在上者宜降；肝肾在下，在下者宜升；脾胃居中，在中者能升能降。脾升胃降，为人体气机上下升降的枢纽。

2. **脾喜燥恶湿** 《临证指南医案》记载："太阴湿土，得阳始运；阳明燥土，得阴自安，此脾喜刚燥，胃喜柔润也。""湿喜归脾者，以其同气相感故也。"

3. **脾主长夏** 脾气旺于长夏，脾的生理功能活动，与长夏的阴阳变化相互通应。故长夏之时，处方遣药，常常加入藿香、佩兰等芳香化浊、醒脾燥湿之品。

三、脾的社交

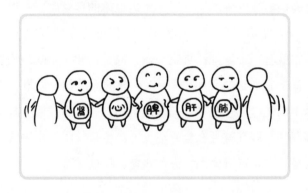

作为一个中央大员，脾与人体每一个部分都有千丝万缕的关系，在它无私助人的同时，"一个好汉三个帮，一个篱笆三个桩"，它也收获很多纯真的友谊。

1. **脾与心** 心主血而行血，脾主生血又统血，所以心与脾的关系，是主血与生血、行血与统血的关系。对于血液来说，脾是亲妈，但是没有时间、精力管教，只好交给人民教师心脏，指导它为人处世，在正常轨道运行，快乐生活，亲妈也在一旁，不致行差踏错，跑出心脏管理区域。

▷▷▷ **追本溯源**

《医碥·五脏生克说》记载："脾之所以能运行水谷者，气也。气寒则凝滞而不行，得心火以温之，乃健运而不息，是为心火生脾土。"《张聿青医案》记载："血所以丽气，气所以统血，非血之足以丽气也，营血所到之处，则气无不利焉，非气之足以统血也，卫气所到之处，则血无不统焉，气为血帅故也。"《类经》记载："心为脏腑之主，而总统魂魄，并赅意志……思动于心则脾应。"

2. 脾与肺 脾主运化，为气血生化之源；肺司呼吸，主一身之气。脾主运化，为胃行其津液；肺主行水，通调水道。脾和肺的关系，表现为气和水之间的关系。脾生产了水谷精气，肺摄入了清气，两者结合的产物，便是宗气，宗气是后天之气，它推动肺的呼吸、心的血液运行，资助先天之气，这样看来，脾和肺是同僚伙伴。好比我们想喝热水，家里必须安装电管道和水管道，两者结合，才有让我们开开心心的白开水。

▷▷▷ **追本溯源**

脾主运化，为气血生化之源，但脾所化生的水谷之气，必赖肺气的宣降才能敷布全身。肺在生理活动中所需要的精气，又要靠脾运化的水谷精微来充养，故脾能助肺益气。因此，肺气的盛衰在很大程度上取决于脾气的强弱，故有"肺为主气之枢，脾为生气之源"之说。

人体的津液由脾上输于肺，通过肺的宣发和肃降而布散至周身及下输膀胱。脾之运化水湿赖肺气宣降的协助，而肺之宣降靠脾之运化以资助。脾肺两脏互相配合，共同参与水液代谢过程。如果脾失健运，水湿不化，聚湿生痰而为饮、为肿，影响及肺则肺失宣降而喘咳。其病在肺，而其本在脾，故有"脾为生痰之源，肺为贮痰之器"之说。

3. 脾与肝 肝主疏泄，脾主运化；肝藏血，脾生血、统血。因此，肝与脾的关系主要表现为疏泄与运化、藏血与统血之间的相互关系。如果脾是生产血液的车间，肝显然是一个中转仓库，肝保证了血液的稳定输出，不急不慢，不慌不乱。同时，肝也会叫它的小弟——胆汁，帮助脾运化食物，胆汁弟并不依赖于肝，亦是脾手下最能干的一个仔。所谓"土得木而达""木赖土以培之"是也。

▷▷▷ **追本溯源**

《读医随笔·升降出入论》记载："脾主中央湿土，其体淖泽……其性镇静是土之正气也。静则易郁，必借木气以疏之。土为万物所归，四气具备，而求助于水和木者尤亟……故脾之用主于动，是木气也。"《程杏轩医案辑录》记载："木虽生于水，然江河湖海无土之处，则无木生。是故树木之枝叶萎悴，必由土气之衰，一培其土，则根本坚固，津液上升，布达周流，木欣欣向荣矣。"

4. 脾与肾　脾为后天之本，肾为先天之本，脾与肾的关系是后天与先天的关系。后天与先天是相互资助、相互促进的。肾宛如父母赠送的资产，它是我们的原始成本，但若是坐吃，山也得空，于是肾投资了脾，给它本钱，帮它建设，待到脾有了稳定的收入来源，自然也会反馈它的老东家肾。故称"脾为后天，肾为先天，脾非先天之气不能化，肾非后天之气不能生"。

▷▷▷ **追本溯源**

《医门棒喝》记载："脾胃之能生化者，实由肾中元阳之鼓舞，而元阳以固密为贵，其所以能固密者，又赖脾胃生化阴精以涵育耳。"《景岳全书》记载："人之始生，本乎精血之原，人之既生，由乎水谷之养。非精血，无以立形体之基；非水谷，无以成形体之壮。""水谷之海本赖先天为之主，而精血之海又赖后天为之资。故人之自生至老，凡先天之不足者，但得后天培养之力，则补天之功，亦可居其强半。"

脾主运化水湿，须有肾阳的温煦蒸化；肾主水，司关门开合，使水液的吸收和排泄正常。但这种开合作用，又赖脾气的制约，即所谓"土能制水"。脾肾两脏相互协作，共同完成水液的新陈代谢。

5. 脾与胃　脾与胃在五行属土，位居中焦，以膜相连，经络互相联络而构成脏腑表里配合关系。脾胃为后天之本，在食物受纳、消化、吸收和输布的生理过程中起主要作用。脾与胃之间的关系，具体表现在纳与运、升与降、燥与湿几个方面。

脾脏是胃腑的直属上司，胃腑接受各种食物后，先进行搅拌的粗加工，然后交给脾脏精细运化，脾脏发功将水谷精微向上输送，胃腑发功将糟粕向下输送至肠道，所以它们虽然紧密合作，性格却不同，相对于脾脏喜欢燥，胃腑是喜欢柔润的，脾胃刚柔并济，是提高工作能力的基本法则。

▷▷▷ **追本溯源**

脾胃关系可以总结如下。

纳运相得：《诸病源候论·脾胃诸病候》记载："脾者脏也，胃者腑也，脾胃二气相为表里，胃受谷而脾磨之，二气平调则谷化而能食。"《景岳全书·脾胃》记载："胃司受纳，脾主运化，一运一纳，化生精气。"

升降相因：《临证指南医案》记载："纳食主胃，运化主脾，脾宜升则健，胃宜降则和"。《寓意草》记载："中脘之气旺，则水谷之清气上升于肺而灌溉百脉；水谷之浊气下达于大肠，从便溺而消。"

燥湿相济：《医学读书记》记载："土具冲和之德而为生物之本。冲和者，不燥不湿，不冷不热，燥土宜润，使归于平也。"

6. 脾与肌肉　脾主肌肉，是指肌肉的营养来自脾所吸收转输的水谷精微。简单来说，脾功能好的孩子容易壮实，反之，可能如芦苇秆一般。故《中藏经》曰："脾者，肉之本，脾气已失，则肉不荣。"

▷▷▷ **追本溯源**

《脾胃论》记载："脾胃俱旺，则能食而肥，脾胃俱虚，则不能食而瘦。"四肢，又称四末，是肌肉比较集中的部位，《体仁汇编》曰："四肢为脾之外候。"所谓"脾主四肢"，是说人体的四肢，需要脾气输送营养才能维持其正常的功能活动。脾气健运，营养充足，则四肢轻劲，灵活有力；脾失健运，营养不足，则四肢倦怠乏力，甚至难以步行或痿弱不用。

7. 脾与口　脾开窍于口。当脾功能健旺时，则食欲旺盛，口味正常，脾的病理变化从口唇往往可得知一二。故《黄帝内经灵枢》曰："脾气通于口，脾和则能知五谷矣。"

▷▷▷ **追本溯源**

《罗氏会约医镜》记载："口者，五脏六腑之所贯通也。脏腑有偏胜之疾，则口有偏胜之症。"口与五脏六腑相联系，不仅为脾之窍，而且还与心、胃、肾、肝等有密切关系：舌为心之苗；肾主骨，齿为骨之余；胃经食道、咽而直通于口齿，为胃系之所属；肝脉环唇内，络舌本，其气上通舌唇。所以，口腔的生理、病理与心、肾、胃、肝等脏腑也有密切关系。

第二节

中西各异说脾

中医与西医是两种截然不同的理论，但不存在"道不同不相为谋"，因为中、西医学的目的本来一致：解除疾厄、挽救生命。而中、西医学的脾，也的确是两种概念，切莫混淆。

一、解剖形态

中医脾的解剖形态学基础为实体脾和胰。然而受古代"重道轻器"思想的影响，解剖在中医学发展进程中并未占据重要位置。由于脾的功能不可能全部通过直观而了解，于是走上了功能与实体分离之路，这可能是导致中、西医"脾"之间功能差异悬殊的原因之一。经历了由解剖实体到功能脏腑的演化，中医之脾早已不是古代医家最初观察到的解剖脾了。

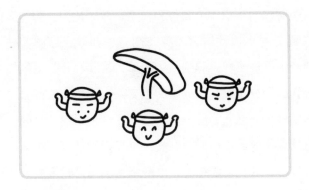

▷▷▷ **追本溯源**

　　中医关于脾的描述出现在《难经·四十二难》："脾重二斤三两，扁广三寸，长五寸，有散膏半斤。"其中的散膏，指的是胰腺。

　　中医藏象理论产生的源头有三：一是来源于解剖实践；二是对人体自身生理、病理的研究；三是临床经验的长期积累。

　　而西医的脾，是解剖学和生理学上的概念，属于人体最大的淋巴器官，占全身淋巴组织总量的 25%，是淋巴细胞定居的地方，是免疫反应发生的场所。

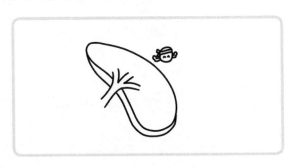

　　西医对脾的认识十分到位和精细。西医认为，脾为表面有被膜覆盖的实体性器官。脾一侧有一凹陷，即脾门，血管、神经由此进出脾。脾的被膜较厚，被膜和脾门的结缔组织伸入脾内形成小梁，构成脾的粗支架。脾的实质部分由红髓和白髓构成，红髓为脾内的大部分深红色组织，其间分布的灰白色点状区域为白髓。红髓又由脾索和脾血窦组成，其内含有较多β细胞、浆细胞、巨噬细胞和树突状细胞。白髓由动脉周围淋巴鞘、淋巴小结和边缘区构成，前两者分别由大量的T细胞、β细胞构成。值得注意的是，在红髓和白髓交界的狭窄区域即为边缘区，其内含有T细胞、β细胞和大量巨噬细胞，它也是免疫反应启动的主要场所。这也可能是为何众多医家对脾的解剖定位众说纷纭，而脾"主运化""主统血""为后天之本"等理论能一直有效指导中医临床的原因。

二、生理功能

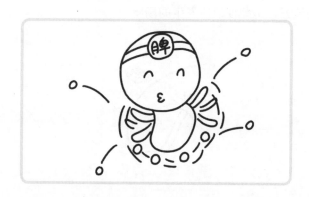

中医脾并非单指原先的解剖脾，而是一个功能的集合。与胃、肉、口等组织器官密切联系，共同完成中医脾的生理功能。其概念内涵和外延非常宽泛，具有整体性、模糊性的特点。

中医认为，脾与胃相表里，在体合肌肉，主四肢，开窍于口，其华在唇，在志为思，在液为涎。

西医脾、胰以及胃肠道，它们的结构是确定的，功能也是相对独立的。因此，其脏器概念具有单一性、具体性的特点。随着中、西医学的不断交流和发展，西医也借鉴了中医学中的整体观，"神经 - 内分泌 - 免疫网络"观点的提出，揭示实体脏器间亦存在广泛的联系。

▷▷▷ **追本溯源**

自从 1977 年 Besedovsky 提出神经 - 内分泌 - 免疫网络学说以来，神经 - 内分泌 - 免疫网络的研究已受到国内、外专家的关注。该学说提出以后不断有新的发现，逐渐形成了神经、内分泌、免疫三大系统相互交叉和渗透的跨学科的新的研究领域，即神经内分泌免疫学。这一领域是应用现代实验手段探索神经、内分泌、免疫系统之间相互作用的生物学基础以及联系途径和机制，在研究复杂性疾病的生理学、病理学和临床方面有深刻的意义。

三、古今医学说脾

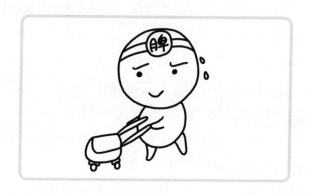

1. 脾主运化　古人对"脾主运化"功能最初是从解剖结构入手的，由于发现"脾与胃以膜相连"，古人便大胆设想脾"为胃行其津液"。至于后来出现的"脾胃同主运化"观点，更多来源于临床的观察和总结。实际上脾主运化还概括了胰、胃和大肠、小肠的功能。

胃肠道的运动功能、内分泌功能以及营养物质在小肠内的吸收，都与中医"脾主运化"有着相似之处。另外，脾虚患者出现大便溏薄、肢体困重等症状似乎也与大肠对水分和无机盐吸收异常造成水、盐代谢紊乱有关。

▷▷▷ **追本溯源**

目前对"脾主运化"内在机制的研究多从脾虚证入手。研究已表明，脾虚证患者存在胃肠运动和消化液分泌异常、神经体液调节紊乱以及营养物质吸收障碍。可见，"脾主运化"涉及神经、内分泌等多方面因素，与西医胰及胃肠道的消化、吸收功能有一定相似性，但又不能视作等同。

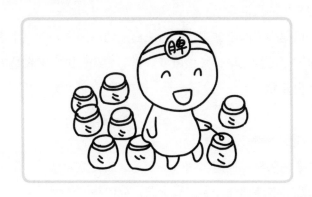

2. 脾主统血　"脾主统血"理论源于《难经》"脾裹血"的论述。可能古人在祭祀或解剖人及动物脾脏时，发现脾窦富含血液，由此推理而来。从现代解剖学角度来看，脾内血管丰富，血液充盈，故而我们认为"脾裹血"是从脾的解剖形态结构特征方面描述的。

现代医学认为，脾能贮存一定量的血液，当机体急需时，可将其释放。因此，中、西医在"脾裹血"的认识上是一致的。

▷▷▷ **追本溯源**

西医脾与血液系统的关系主要为参与造血（胚胎发育时期）、贮血，血细胞的破坏和调节血量等，两者立足点不同。

后世医家之所以有"脾统血"的说法，有可能是由"脾主运化"脾为气血生化之源"和"气为血之帅"等观点而衍生。此外,"脾统血"理论的形成,亦与对"脾不统血"病理现象的长期观察总结和诊疗实践密切相关。

根据现代医学的观点,造成出血的原因之一为血中诸多凝血因子结构、活性发生改变。显然中、西医之脾在这方面的认识差异颇大。

▷▷▷ **追本溯源**

据马宗林等报道,脾虚患者毛细血管抗力减弱、渗透脆性增高,血液自血管溢出而出血。现代医学认为,脾与血液系统的关系为参与造血(胚胎发育时期)、贮血和血细胞的破坏。现代研究还证实,活化的淋巴细胞能产生集落刺激因子、白细胞介素等多功能造血干细胞刺激因子,而脾和胸腺对于活化的淋巴细胞及其分泌起重要的调节作用。

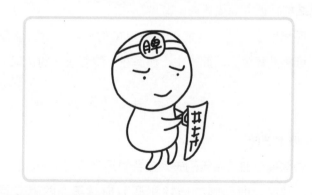

3. 四季脾旺不受邪　张仲景首倡"四季脾旺不受邪"之说,意即脾具有护卫机体的重要作用。脾气充盛,外则邪不

可犯，内而疾不能传。许多学者认为，"四季脾旺不受邪"的观点蕴含了朴素的现代免疫学思想，但究其本质，两者立足点有着根本不同，与现代免疫学中对脾及胃肠道的认识显然相去甚远。

▷▷▷ **追本溯源**

现代研究证实，脾虚状态下普遍存在免疫器官、免疫细胞及免疫遗传学等方面的改变。这些研究说明，一方面中医"四季脾旺不受邪"所涵盖的内容比西医脾、胃肠道等器官的免疫功能丰富得多；另一方面中医之"脾"又确实与西医免疫系统功能存在一定联系。

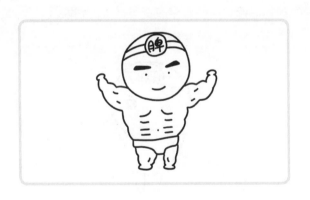

4. 脾主四肢肌肉　早在《黄帝内经》中就有"脾主身之肌肉"的论述。因脾为气血生化之源，全身肌肉都要靠脾胃所运化的水谷精微来营养，才能使肌肉发达、丰满、健壮。脾失健运，势必导致四肢肌肉运动与抗疲劳所需能量的合成和供应障碍，往往出现困倦乏力、不耐劳作、肌肉消瘦甚至萎缩，日久不用乃至瘫痪的病理表现。临床上此类病证多从脾论治。

无论从实验角度还是从治疗方面都表明中医之"脾"与肌肉能量生成、储存及代谢的各个环节密切相关。

▷▷▷ **追本溯源**

目前，对脾与肌肉组织关系的研究，主要利用"脾气虚证"动物模型，从肌肉能量生成、贮存及代谢入手。结果表明：脾气虚时骨骼肌存在能量产生不足及能源物质匮乏；有氧氧化能力下降，代偿性地使无氧酵解活跃；肌肉组织蛋白代谢呈负平衡状态，骨骼肌纤维结构发生异常改变。运用健脾益气药物治疗，这些异常改变可基本得到恢复。

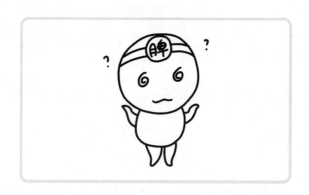

5. 脾主思　《黄帝内经》有"脾藏营，营舍意"的论述。生理上，脾胃既化生营血精微为五脏产生神志活动提供物质基础，又具有协调脏腑气机的枢纽作用，故与神志活动密切相关。

临床上多见由于思虑过度造成自主神经功能紊乱，从而导致食欲不振、脘腹胀满、头晕目眩、失眠、健忘等症。心理因素作为胃肠病的诱因正日益得到重视。

▷▷▷ **追本溯源**

脑-肠肽的发现提示，胃肠道与神经系统在起源与功能上，有较为密切的关系。有人推测胃-肠-胰内分泌系统，通过脑-肠肽影响脑-肠轴，很可能是中医认为脾胃与高级神经活动有关的物质基础。通过调理脾胃气机可对相应模型动物脑内的一些神经递质、神经肽、环核苷酸、第二信使等物质的含量及其基因表达起到广泛的调节作用，进一步为"脾在志为思"理论提供了实际依据和理论解释。

中、西医对脾的认识，既有位置上的不谋而合，又有形态上的大同小异，结构、功能上则既有相似相通之处，也存在差异性。中、西医两种认识的差异是由两种医学体系不同的哲学观、方法论和时代、文化背景所决定的。

第三节
何以断脾虚

为啥中医老喜欢说脾虚、肾虚，这与中医藏象理论中五脏的功能定位有关，"五脏者，藏精气而不泻，故满而不能实"，脏器相当于一个虚空的容器，里面装满了无形的精气，脏器通过精气发挥它的作用，一旦精气有所不足，是之谓"虚"。

当脾脏精气不足，入不敷出时，上班干活自然力不从心、大打折扣，继而影响其他部门的正常运营，所以"脾虚"是中医证候里面的重点监察对象。

我们从哪些蛛丝马迹诊断"脾虚"证候呢?

1. 脾气虚证　是指脾气不足，运化失健所表现的证候。多因饮食失调，劳累过度，以及其他急、慢性疾患耗伤脾气所致。主要表现：纳少腹胀，饭后尤甚，大便溏薄，肢体倦怠，少气懒言，面色萎黄或㿠白，形体消瘦或浮肿，舌淡苔白，脉缓弱。

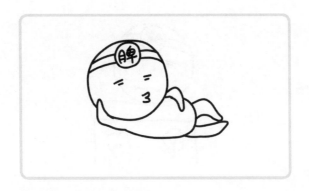

▷▷▷ **追本溯源**

　　本证以运化功能减退和气虚证共见为辨证要点。脾气虚弱，运化无能，故纳少，水谷内停则腹胀，食入则脾气易困，故腹胀尤甚。水湿不化，流往肠中，则大便溏薄。脾气不足，久延不愈，可致营血亏虚，而成气血两虚之证，则形体逐渐消瘦，面色萎黄。舌淡苔白，脉缓弱，是脾气虚弱之征。

　　2. 脾阳虚证　是指脾阳虚衰，阴寒内盛所表现的证候。多由脾气虚发展而来，或过食生冷，或肾阳虚，火不生土所致。主要表现：腹胀纳少，腹痛喜温喜按，畏寒肢冷，大便溏薄清稀，或肢体困重，或周身浮肿，小便不利，或白带量多质稀，舌淡胖，苔白滑，脉沉迟无力。

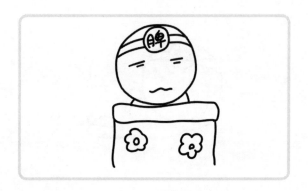

▷▷▷ **追本溯源**

本证以脾运失健和寒象表现为辨证要点。脾阳虚衰，运化失健，则腹胀纳少。中阳不足，寒凝气滞，故腹痛喜温喜热。阳虚无以温煦，所以畏寒而四肢不温。水湿不化流注肠中，故大便溏薄较脾气虚更为清稀，甚则完谷不化。中阳不振，水湿内停，膀胱气化失司，则小便不利；流溢肌肤，则肢体困重，甚则全身浮肿；妇女带脉不固，水湿下渗，可见白带清稀量多。舌淡胖苔白滑，脉沉迟无力，皆为阳虚湿盛之征。

3. 中气下陷证　是指脾气亏虚，升举无力而反下陷所表现的证候。多由脾气虚进一步发展，或久泄久痢，或劳累过度所致。主要表现：脘腹重坠作胀，食后尤甚，或便意频数，肛门坠重；或久痢不止，甚或脱肛；或子宫下垂；或小便浑浊如米泔。伴见气少乏力，肢体倦怠，声低懒言，头晕目眩。舌淡苔白，脉弱。

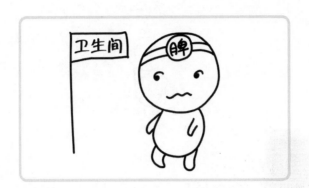

▷▷▷ **追本溯源**

本证以脾气虚证和内脏下垂为辨证要点。脾气上升，能升发清阳和升举内脏，气虚升举无力，内脏无托，故脘腹重坠作胀，食入气陷更甚，脘腹更觉不舒。由于中气下陷，故时有便意，肛门坠重，或下利不止，肛门外脱。脾气升举无力，可见子宫下垂。脾主散精，脾虚气陷致精微不能正常输布而反下流膀胱，故小便浑浊如米泔。中气不足，全身功能活动减退，所以，少气乏力，肢体倦怠，声低懒言。清阳不升则头晕目眩。舌淡苔白，脉弱，皆为脾气虚弱的表现。

4. 脾不统血证 是指脾气亏虚不能统摄血液所表现的证候。多由久病脾虚，或劳倦伤脾等引起。主要表现：便血、尿血、肌衄、齿衄，或妇女月经过多、崩漏等。常伴见食少便溏、神疲乏力、少气懒言、面色无华、舌淡苔白、脉细弱等症。

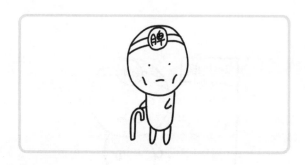

▷▷▷ **追本溯源**

本证以脾气虚证和出血共见为辨证要点。脾有统摄血液的功能，脾气亏虚，统血无权，则血溢脉外。溢于肠胃，则为便血；渗于膀胱，则见尿血；血渗毛孔而出，则为肌衄；由齿龈而出，则为齿衄。脾虚统血无权，冲任不固，则妇女月经过多，甚或崩漏。食少便溏，神疲乏力，少气懒言，面色无华，舌淡苔白，脉细弱等，皆为脾气虚弱之征。

5. 脾阴虚证 是指脾精不足所表现的证候，多由于劳倦内伤、思虑过度、温热病耗损及慢性消耗性疾病等，耗伤脾脏之阴血及津液所致，进而阴虚火旺，形成本证。主要表现：不思饮食，食入不化，胃中嘈杂不适、隐痛，或干呕呃逆，口干咽燥，心烦消瘦，大便干结。舌质红少津，苔黄或无苔，脉细数。

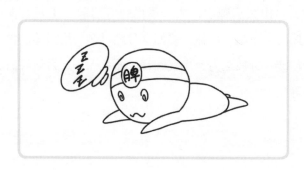

▷▷▷ **追本溯源**

关于脾阴的定义，包括两层含义：①脾阴是指存在于脾内的水谷精微、阴液或者营阴；②相对于脾阳的一种说法，系指脾脏中具有沉静、抑制、收敛作用，介于血与气之间，似血非血、似气非气的物质。

脾阴虚证一般与其他阴虚证相兼出现，但也有单一出现的情况，脾阴虚证与胃阴虚证有很大的相似性，但也有不同。脾阴虚证和胃阴虚证都会表现出阴虚症状，如盗汗低热、五心烦热、渴不欲饮或少饮，舌红少津，脉细等，然则脾阴虚证一般还会表现出大便溏、先干后溏、腹满腹胀、食欲减退、食不知味、面色无华等运化失司的症状，而胃阴虚则会表现出胃脘隐痛，嘈杂似饥，舌红少津、苔少或无，脉细数等阴虚内热为主的症状。

当然，作为居于五脏中央的大人物，脾不单单有"虚证"，还有寒湿困脾、湿热蕴脾等常见的"脾实证"。但限于篇幅和主旨，本文不做进一步讨论。

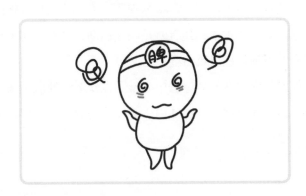

第四节

脾虚成因之谜

有的人玉树临风，有的人富甲一方，有的人才高八斗，而有的人却与脾虚君终身相伴、不离不弃。这要是你，可能不大乐意了。为啥偏偏脾虚会爱上你，导致你失去健壮的体魄，这可能与父母遗传等先天因素有关，也可能是生活、饮食习惯等后天因素导致的。

1. 湿邪伤脾 湿邪分内湿和外湿。外湿多因气候潮湿、涉水淋雨、居处潮湿所致，从体表肌肤进入人体。长夏湿气最盛，故多湿病；岭南地处湿热，亦多湿病。内湿是疾病病理变化的产物，多由于嗜酒成癖或过食生冷，以致脾阳失运，湿自内生。比如经常喝冰啤酒、冷饮等，导致脾阳受伤，这样湿气就重了；还有时是缺乏运动，导致气血不畅，阳气升发不利，也导致内湿不化。

外湿与内湿在发病过程中时常同谋作案。外湿发病，多犯脾胃，致脾失健运，湿从内生；而脾失健运，又容易招致外湿的侵袭。

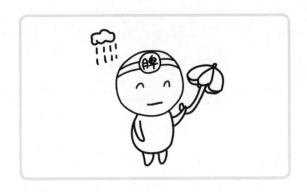

▷▷▷ **追本溯源**

　　六淫之中以湿邪最易伤脾，因为"湿喜归脾"（《三因极一病证方论》），意即太阴为湿土之脏，同气相感之故。《病机汇论》云："脾恶湿，湿从下入而伤其脾，是以身重足软小便湿，大便反利。"《临证指南医案》谓："外感肌躯之湿，亦渐次入于脏腑"，归于脾土。《温病条辨》则进一步论述说："湿之入中焦，有寒湿，有热湿，有自表传来，有水谷内蕴，有内外相合。其中伤也，有伤脾阳，有伤脾阴，有伤胃阳，有伤胃阴，有两伤脾胃，伤脾胃之阳者十常八九，伤脾胃之阴者十居一二。"盖湿为阴邪，阴盛则阳病，故湿邪为病，易伤脾阳。

　　2. 忧思伤脾　当我们忧心忡忡，茶饭不思的时候，殊不知，正是过度思虑导致脾胃虚弱，食欲下降。果然，劳逸结合是王者之路，适可而止才能避免脾脏损耗，而言笑晏晏，也能让我们胃口大开，心宽体胖。事实上，很多心理方面的疾病，从脾论治，往往疗效肯定。

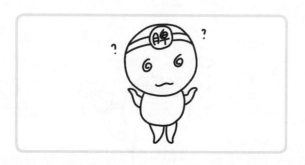

▷▷▷ **追本溯源**

思为脾之志。思考本是人的正常生理活动，若思虑过度则伤脾，所以，《景岳全书》说："苦思难释则伤脾。"思虑太过，可导致气结于中，脾气郁结，中焦气滞，水谷不化，而见胃纳呆滞、脘腹痞塞，腹胀便溏，甚则肌肉瘦削。正如《万氏家传保命歌括》所说："脾虚则肌肉削。"

3. 饮食劳逸 饮食是人体获得所需营养物质的重要来源，但是如果不知节制，则足以为病。劳逸结合也是人体正常生理活动的需要，过劳或过逸，都能影响脾胃功能而发病。饮食不节伤脾，饮食适宜则精力日充，为健康之本；若饮食不宜，则反害为病。故《玉机微义》曰："饮食失节，寒温不适，则脾胃乃伤。"

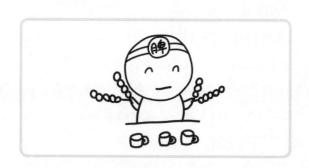

▷▷▷ **追本溯源**

《脾胃论》云："夫饮食不节则胃病……胃既病则脾无所禀受，脾为死阴，不主时也，故亦从而病焉。"五味偏嗜亦可伤脾，《黄帝内经素问·生气通天论》曰："味过于酸，肝气以津，脾气乃绝""味过于苦，脾气不濡，胃气乃厚"。劳逸失度伤脾胃，《黄帝内经素问·宣明五气》曰："久卧伤气，久坐伤肉"。《脾胃论》曰："形体劳役则脾病，脾病则怠惰嗜卧，四肢不收，大便泄泻。"

4. 药物伤脾　卿本佳人，奈何做贼，药物也是如此，若服用方法不当，则可是杀敌一千，自损八百。比如临床常用的清热解毒类中药，大多药性苦寒，过量服用或长期服用，都容易导致脾胃虚弱；无独有偶，常用的一些西药，如非甾体抗炎药或糖皮质激素等，都容易导致严重的胃黏膜损伤，亦为脾虚证候。

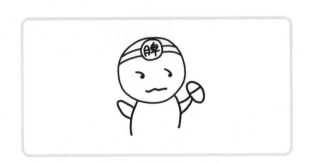

▷▷▷ **追本溯源**

《卫生宝鉴》曰："万物向荣升发之时，惟当先养脾胃之气，助阳退阴，应乎天道以使之平。今反以北方寒水所化，气味俱厚，若寒之剂投之，是行肃杀之气于奉生之日，当升反降，伐脾胃而走津液。"《张氏医通》曰："不可过剂，过则反伤脾胃。盖先饮食自伤，加之药过，脾胃复伤而气不能化，食愈难消也。"均为过服苦寒，戕害脾胃之意。

5. 禀赋不足　龙生九子，九子各不同，人类亦然。先天不足可以表现为各种形式，其中就有脾虚的存在，如果后天没有通过调养逆转，这个脾虚体质可以伴随我们一生。"脾虚百病生"，若见小儿体弱多病，食欲不振，往往是脾虚使然。亦有人先天体型纤细，但饮食起居未见丝毫端倪，则未必是脾虚所致。

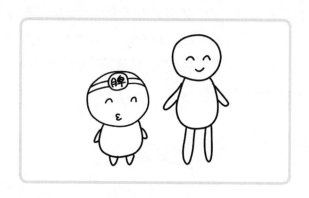

▷▷▷ **追本溯源**

王琦教授创始中医体质学，将人体体质分为平和质、气虚质、阳虚质、阴虚质、痰湿质、湿热质、瘀血质、气郁质和特禀质9种基本类型，其中脾虚体质属于气虚质的子分类。李艳教授使用补土思想结合体质学说认为，岭南人群多为脾虚体质，病机特点以脾胃亏虚为主。邹艳丽等探究反复呼吸道感染小儿的中医体质分型，结果提示 32.2% 属脾虚肝旺体质。张艳彬进行非酒精性脂肪肝患者中医体质类型与证候的相关性研究，结果提示气虚质占 34.55%，其中 82.35% 属肝郁脾虚体质。

第五节

脾虚以外的事儿

为什么我们书上写得明明白白，去找医生看病，有时候还是不尽如人意呢？事实上，这像我们学习数学公式一般，即便背得滚瓜烂熟，有些习题还是做不好。人类生病的时候，不会按照教科书的方式进行，它可能表现或伪装成各种方式，所以，经验对于医生来说，的确是一种财富。

除了经典的脾气虚、脾阴虚、脾阳虚、脾不统血、中气下陷等单证型，真实世界中，还有眼花缭乱、盘根错节的兼夹证。

1. 心脾两虚　是指心血不足，脾气虚弱所表现的证候。多由病久失调，或劳倦思虑，或慢性出血所致。主要表现：心悸怔忡，失眠多梦，眩晕健忘，面色萎黄，食欲不振，腹胀便溏，神倦乏力，或皮下出血，妇女月经量少色淡，淋漓不尽等。舌质淡嫩，脉细弱。

▷▷▷ **追本溯源**

本证以心悸失眠、面色萎黄、神疲食少、腹胀便溏和慢性出血为辨证要点。脾为气血生化之源，又具统血功能。脾气虚弱，生血不足，或统摄无权，血溢脉外，均可导致心血亏虚。心主血，血充则气足，血虚则气弱。心血不足，无以化气，则脾气亦虚。故两者在病理上常可相互影响，成为心脾两虚证。心血不足，心失所养，则心悸怔忡；心神不宁，故失眠多梦；头目失养，则眩晕健忘；肌肤失荣，故面色萎黄无华。脾气不足，运化失健，故食欲不振，腹胀便溏；气虚功能活动减退，故神倦乏力，脾虚不能摄血，可见皮下出血，妇女经量减少，色淡质稀，淋漓不尽。舌质淡嫩，脉细弱，皆为气血不足之征。

2. 脾肾两虚 是指脾肾两脏阳气亏虚所表现的证候。多由久病、久泻或水邪久停，导致脾肾两脏阳虚而成。主要表现：面色㿠白，畏寒肢冷，腰膝或下腹冷痛，久泻久痢，或五更泄泻，或下利清谷，或小便不利，面浮肢肿，甚则腹胀如鼓。舌淡胖，苔白滑，脉沉细。

▷▷▷ **追本溯源**

本证一般以腰膝、下腹冷痛，久泻不止，浮肿等与寒证并见为辨证要点。肾为先天之本，脾为后天之本，在生理上脾肾阳气相互资生，相互促进，脾主运化，布精微，化水湿，有赖命火之温煦；肾主水液，温养脏腑，须靠脾精的供养，若肾阳不足，不能温养脾阳，则脾阳亦不足或脾阳久虚，日渐损及肾阳，则肾阳亦不足，无论脾阳虚衰或肾阳不足，在一定条件下，均能发展为脾肾阳虚证。脾阳虚不能运化水谷，气血化生不足，故面色㿠白。阳虚无以温煦形体，故畏寒肢冷。阳虚内寒，经脉凝滞，故少腹、腰膝冷痛。脾肾阳虚，水谷不得腐熟运化，故泻下不止，下利清谷，五更泄泻。阳虚无以运化水湿，溢于肌肤，则面浮肢肿；停于腹内则腹胀如鼓；水湿内聚，气化不行，则小便不利。舌淡胖，苔白滑，脉沉细，属阳虚水寒内蓄之象。

3. 脾肺气虚　是指脾肺两脏气虚所表现的虚弱证候。多由久病咳喘，肺虚及脾；饮食劳倦伤脾，脾虚及肺所致。主要表现：久咳不止，气短而喘，痰多稀白，食欲不振，腹胀便溏，声低懒言，疲倦乏力，面色㿠白，甚则面浮足肿。舌淡苔白，脉细弱。

▷▷▷ **追本溯源**

本证主要以咳喘、纳少、腹胀、便溏与气虚证共见为辨证要点。脾为生气之源，肺为主气之枢。久咳肺虚，肺失宣降，气不布津，水聚湿生，脾气受困，故脾因之失健。或饮食不节，损伤脾气，湿浊内生，脾不散精，肺亦因之虚损。久咳不止，肺气受损，故咳嗽气短而喘；气虚水津不布，聚湿生痰，则痰多稀白。脾运失健，则食欲不振，腹胀不舒；湿浊下注，故便溏。声低懒言，疲倦乏力，为气虚之象。肌肤失养，则面色㿠白，水湿泛滥，可致面浮肢肿。舌淡苔白，脉细弱，均为气虚之征。

4. 肝郁脾虚　是指肝失疏泄、脾失健运所表现的证候。多由情志不遂、郁怒伤肝，或饮食不节、劳倦伤脾而引起。主要表现：胸胁胀满窜痛，喜太息（长声叹息），情志抑郁或急躁易怒，纳呆腹胀，便溏不爽，肠鸣矢气，或腹痛欲泻，泻后痛减。舌苔白或腻，脉弦。

▷▷▷ **追本溯源**

本证以胸胁胀满窜痛、易怒、纳呆腹胀、便溏为辨证要点，肝主疏泄，有助于脾的运化功能，脾主健运，气机通畅，有助于肝气的疏泄，故在发生病变时，可相互影响，形成肝脾不调证。肝失疏泄，经气郁滞，故胸胁胀满窜痛，太息则气郁得达，胀闷得舒，故喜太息；气机郁结不畅，故精神抑郁；条达失职，则急躁易怒。脾运失健，气机郁滞，故纳呆腹胀；气滞湿阻，则便溏不爽，肠鸣矢气；腹中气滞则腹痛，排便后气滞得畅，故泻后疼痛得以缓解。本证寒热现象不显，故仍见白苔，若湿邪内盛，可见腻苔，弦脉为肝失柔和之证。

5. 脾虚湿阻 是指湿邪阻滞中焦，运化功能减弱，以脘腹满闷、肢体困重、纳食呆滞等为主要临床特征的外感病。主要表现：四肢困乏，脘腹痞闷，喜揉按，大便溏薄，神疲乏力，厌食油腻，舌苔薄腻或舌质胖淡。

▷▷▷ **追本溯源**

湿阻的辨证要点在于分清寒热，即寒湿证与湿热证。两者的共同表现有脘闷、身重、纳呆、苔腻、脉濡等，两者的鉴别则可从体温、口味、舌苔、脉象等方面进行。寒湿证身重而恶寒，脘腹痞闷，喜揉按，口中淡而无味，或有甜味，便溏，舌苔白腻，脉濡缓；湿热证身重而有热，脘痞似痛，不喜揉按，口中苦而黏腻，尿赤，舌苔黄腻，脉濡数。

6. 脾虚夹积 是因小儿喂养不当，内伤乳食，停积胃肠，脾运失司所引起的一种小儿常见的脾胃病证。主要表现：神倦乏力，面色萎黄，形体消瘦，夜寐不安，不思乳食，食则饱胀，腹满喜按，呕吐酸馊乳食，大便溏薄、夹有乳凝块或食物残渣，舌淡红，苔白腻，脉沉细而滑。

▷▷▷ **追本溯源**

脾胃虚弱，中气不运，不能化生精微变为气血以濡养机体，则见神倦乏力，面色萎黄，形体消瘦，唇舌色淡。脾胃虚弱，运纳失职，乳食积滞，气机不畅，故不思乳食，食则饱胀，腹满喜按，上则呕吐酸馊乳食，下则大便溏薄酸臭夹不消化物。胃不和则卧不安，苔白腻，脉沉细而滑，皆为脾虚夹积所致。

7. 脾虚血瘀 是指脾胃运化失职，或脾虚化源匮乏，或脾不统血，或阳虚内寒所致体内瘀血阻滞的情形。主要表现为"脾虚＋瘀血"的证候：常见的有脘腹胀满，胀痛，痛有定处，口干不欲饮，甚至在胃脘部形成痞块，按之坚硬不移，还可有呕血、便血等症，舌质淡而有瘀斑，脉沉细涩。

▷▷▷ **追本溯源**

《金匮要略》曰："病人胸满，唇痿舌青，口燥，但欲漱水不欲咽，无寒热，脉微大来迟，腹不满，其人言我满，为有瘀血。"瘀血一旦形成又可成为重要的致病因素，瘀血的阻滞可以影响脾胃的升降，阻遏气血的运行，使精微不能四布，废物不能及时得以排泄，整体生命活动紊乱，加重脾虚，形成恶性循环，致病程缠绵难愈，进一步促使瘀血的形成，即久病必瘀，日久甚至结成癥瘕积聚（腹部包块），发生恶变，危及生命。

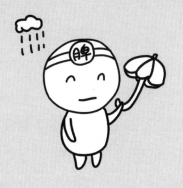

第二章

盘古开天说脾虚

第一节

古人对脾的各家学说

大家都知道，肾为先天之本，脾为后天之本、气血化生之源。出生前，父母体质的强弱决定我们体质的强弱；出生后，就要靠我们自己的饮食和吸收力决定了。这就体现了脾对人体的重要性。

☯ 先秦两汉时期

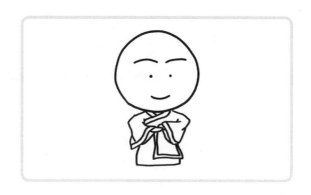

早在战国、秦汉时期，古人就意识到了脾对我们的重要性，因此，在《难经》和《黄帝内经灵枢》中对脾就有了模糊的描述："脾重二斤三两，扁广三寸，长五寸，有散膏半

斤。""若夫八尺之士，皮肉在此，外可度量切循而得之，其脏之坚脆，腑之大小，谷之多少，脉之长短，血之清浊。"现代解剖学中描述：脾是人体中最大的淋巴器官，呈扁椭圆形，暗红色，质地软而脆，长10～12厘米，宽6～8厘米，厚3～4厘米，重110～200克。古人的描述和现代解剖学相差不大，但比西医的解剖学要早2 000多年！

有一天，黄帝和他的臣子岐伯聊天，黄帝问岐伯：为什么脾病了，人会觉得手脚都无力呢？岐伯回答：领导啊！我们每个人手脚（也就是四肢）的营养供应来源于脾胃，脾病了，无力推动气血、津液的运行，所以营养物质不能送到四肢的肌肉和骨骼里，手脚不能得到营养物质的滋养，时间一长就会出现手脚无力了。黄帝说：哦！原来是这样，看来脾对我们来说还是很重要的！［黄帝曰："脾病而四支（肢）不用，何也？"岐伯曰："四支皆禀气于胃，而不得至经，必因于脾，乃得禀也。今脾病不能为胃行其津液，四支不得禀水谷气，气日以衰，脉道不利，筋骨肌肉皆无气以生，故不用焉。"］

这天，天气晴朗、风和日丽，黄帝和岐伯坐在凉亭里聊天，聊着聊着，黄帝问岐伯：一年四季的气候变化对人体的五脏等气血功能是不是有影响呢？岐伯听后想了想回答：一年四季对人体脏腑有不同的影响，例如春天多见风病，夏天多见暑病，夏末秋初多见湿病，深秋多燥病，冬天则多寒病，我们要随季节变化而顺应四时。脾在方位上是居中的，对应的颜色是黄色；我们吃的各种食物通过脾吸收转换成气血等精微物质，脾对应的外窍为我们的嘴巴和舌头，如果脾出了问题，多数会出现舌头生病。脾的功能和颜色类似于土，故也称为脾土，味道是甘甜的，对应的季节是长夏，对应的牲畜是牛，对应的谷物是稷，对应的五音是宫，对应的数字是五，对应的星宿是镇星，对应的气味是香味。（黄帝曰：“五藏应四时，各有收受乎？”岐伯曰：“中央黄色，入通于脾，开窍于口，藏精于脾，故病在舌本；其味甘，其类土，其畜牛，其谷稷，其应四时，上为镇星，是以知病在肉也，其音宫，其数五，其臭香。”）

〔东汉〕张仲景在《伤寒论》中提出：“人受气于水谷以养神，水谷尽而神去，故云安谷则昌，绝谷则亡。”他的整本书都体现出他非常重视保护脾胃功能的思想，并有不少治疗脾胃病的方剂。张仲景在《伤寒论》中写到，有人感受了寒气，如果给患者用了吐下的方剂，患者症状不但没有缓解，继而又出现了胃部胀满、胸闷，有一股气向上蹿，站起身时还会出现头昏脑涨，不能睁眼，站不稳。张仲景认为，太阳经受寒的患者，正确的治疗方法应该是发汗解表，但是用了吐下的方法，不但原来的病情没有缓解，反而伤了患者的脾胃阳气，导致体内的水气停在了心和胃之间。所以，张仲景给患者用了温阳健脾、利水化饮的方药。茯苓、白术健脾利湿；桂枝温阳化气；炙甘草健脾补气，调和上面三种中药的药性，中药煮好后要趁温热服用。（伤寒，若吐、若下后，心下逆满，气上冲胸，起则头眩，脉沉紧，发汗则动经，身为振振摇者，茯苓桂枝白术甘草汤主之。茯苓四两，桂枝三两去皮，白术、甘草炙各二两，上四味，以水六升，煮取三升，去滓，分温三服。）现代许多医生喜欢用这个方子治疗慢性浅表性胃炎，疗效是非常明显的。

隋唐时期

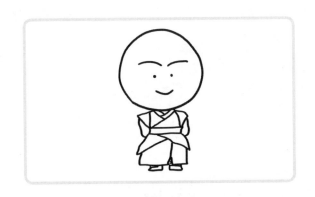

〔隋〕巢元方《诸病源候论》对脾胃病候，从脏象、虚实、病因、证候等方面进行系统阐述，首次从病源学角度对脾胃进行了专门的论述。在他的书中，他告诉我们，脾和胃都非常重要，脾是脏，胃是腑；我们吃进去的东西首先存放在胃里，然后脾慢慢地把这些食物消化吸收，剔除糟粕，把精华转化成营养物质——也就是我们经常说的气血、津液，然后输送到我们身体的各个部位去滋养我们的身体。因此，脏和腑要和平共处，阴阳平衡，我们才能拥有健康、强壮的身体。（脾者，脏也；胃者，腑也。脾胃二气，相为表里。胃受谷而脾磨之，二气平调，则谷化而能食。）

〔唐〕孙思邈在《备急千金要方》中首先提出了脾胃病

分为虚证和实证，承接《诸病源候论》把饮食劳倦伤脾的病证称为脾劳病证，将脾劳分为脾劳实和脾虚寒劳。在这本书中还记录这样一个方子：无比山药丸（原名无比薯蓣丸），后记录在《太平惠民和剂局方》中。它由山茱萸、泽泻、熟地黄、茯神、巴戟天、牛膝、赤石脂、山药、杜仲、菟丝子、肉苁蓉、五味子等组成，治疗脾肾两虚所致的小便淋漓不尽以及慢性肾盂肾炎效果非常好。

宋金元时期

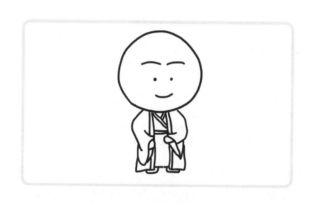

〔宋〕钱乙《小儿药证直诀》中提到"脾主困"，还首创了补脾的益黄散和七味白术散。有个姓张的人，他有 3 个儿子，这三个孩子都病了，而且都是出汗。他先找了其他医生看，结果医生用了同一个方子后孩子的病情没有好。他经人介绍找到了钱乙帮他的三个儿子看病。钱乙认真检查了三个孩子后，发现虽然都是出汗，但三个人的病因和出汗的部位是不一样的。所以，全身出汗的用了香瓜丸，脾胃虚弱的用了益黄散，实热额头出汗的用了石膏汤。三个孩子喝了5天的中药后全都好了。（张氏三子皆病汗证：大者汗遍身，次者上至顶下至胸，小者但额有汗。医用同一治法，不效。钱乙则分别治之，一与香瓜丸，一与益黄散，一与石膏汤，各五日而愈。）

李东垣所处的年代，战争不断，生存环境恶劣，大多数人饥饱失常，流离失所，脾胃病居多。所以，李东垣特别重视脾胃，并在晚年写成《脾胃论》，形成了后世的"补土派"，认为"内伤脾胃，百病由生"，提出"脾胃为元气之本、升降枢纽"等学术思想，对后世产生深远影响。有个当官的叫白文举，脾胃一直不好，导致眼睛也不太好。有一年白文举眼睛疾病反复发作，痛苦不堪，当地的医生给他服用了泻肝散，他吃了几副中药后眼病不但没有好，反而越来越严重。白文举被眼病折磨得非常痛苦，后听说钱乙医术很好，就去找钱乙看病。当时正值夏天高温多雨的季节，钱乙考虑白文举平素脾胃功能不好，湿热天气会加重他这种眼病，所以给他用了补益脾胃和肺，同时清除体内湿热的清神益气汤。白文举服用了一段时间后就全好了。（枢判白文举，素有脾胃虚损及黄疸、目疾等病。后目疾复作，时医以泻肝散内有大黄牵牛子等苦寒利下，重虚肺胃，标实不去，反致本虚愈甚，加之适当暑雨之际，素有黄证之人，所以增剧。当调补脾、胃、肺之本脏为主，兼泻外经中之湿热，乃制清神益气汤而愈。）

朱丹溪在他的《丹溪心法》中提出"治痰法，实脾土，燥脾湿"。朱丹溪擅长治疗痰证，他认为痰多数是由于脾虚引起的，所以在治疗痰证时，如果用的药物过猛，导致脾气不足，脾气虚弱后反而容易产生更多的痰，会使疾病越治疗越严重。（大凡治痰，用利药过多，致脾气虚，则痰易生而多。）

◉ 明清时期

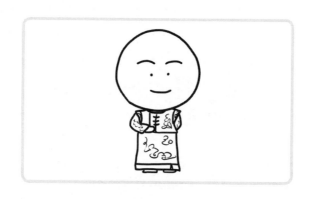

〔明〕薛己首先开创了"脾统血"的理论，是温补学派的先导。他所处的时代非常喜欢用寒凉的药物，甚至出现了滥用的情况。在他看病的时候，他发现了这个情况，经过一段时间的观察和总结，他认为当时的医生经常把脾虚当成了肾虚，动不动就用黄柏和知母等苦寒的中药，结果不但病没有治好，反而伤了脾胃，真的是害人呐！人的脾胃一旦虚弱了，会影响其他脏腑，时间久了，身体就不健康了。（"世以脾虚误为肾虚，辄用黄柏、知母之类，反伤胃中生气，害人多矣。""脾胃一虚，四脏俱无生气。"）有一位女士，跟别人吵架后，出现了血崩，出血不止，找到薛己。薛己根据这个女患者之前有吵架生气的经历，先给她用了加味逍遥散加生地。这个患者吃了中药后好了很多，出血减少了，但还是有出血，薛己考虑为肝伤了脾，脾虚不能统摄血液，就改为补中益气汤，服用后患者的出血逐渐停止了。（一妇人因怒而经暴至……用加味逍遥散加生地……月经未已，盖脾统血，此脾气虚不能摄，用补中益气治之，月经渐止。）

〔清〕黄元御，著名医学家，乾隆皇帝的御医，乾隆皇帝曾亲自题了"妙悟岐黄，仁道药济"，赞扬他医术高明。黄元御在《四圣心源·六气解·太阴湿土》中提出湿对应于天气就是湿气，对应于大地就是土，对应于人体就是脾。胃怕燥，但脾怕湿。（"湿者……在天为湿，在地为土，在人为脾"，"胃家之燥不敌脾家湿""湿胜者常多，燥胜者常少"）。有个姓崔的人腹泻大约有半年，找了许多医生治疗，结果都没有好，这些医生见这个患者腹部胀满，腹泻，认为是脾虚的脱证，给了很多收涩的中药，结果腹泻没好，又出现了胃胀等情况。黄元御认真看了患者的情况以及之前用过的中药方子，开了健脾利湿、疏肝降逆的中药，服用了一段时间就全好了。（病者崔氏飧泄半年，为庸医误药。有医者见其胀泄，以为是脾气散脱，用五味、木瓜等酸收之药，致中气郁结更甚。或有俗腐，不审证察因，投十全大补方以期疗泄，实乃不通医理也。黄氏认真剖析病因病机后，处以燥土暖水、疏木达郁、清金降逆之药，数剂病愈。）

〔清〕张锡纯，出生于晚清时期，著有《医学衷中参西录》，将西方医学观点同中医理论相结合，是中西医汇通学派的代表人物，提出用药时要保护脾胃的升降功能。他用补脾升阳的方子，治疗女性月经崩漏，效果非常好。

第二节

近现代医家各论

现代研究认为，中医的脾包括了现代医学的消化、吸收和排泄等功能。所以，中医的脾不是现代解剖学上的脾，而是包括了脾、胃、食管等消化系统器官。现代各位医家根据自己多年的经验，总结出了各自的学术观点。

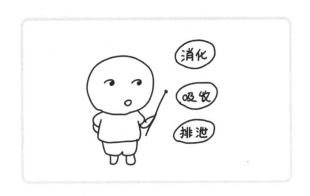

周慕新，著名儿科专家，近代中医名家之一，被称为"小儿王"。在 15 岁时拜师在老中医名下，后来被选入清朝太医院医学馆进行深造。周慕新认为，脾胃健则五脏皆荣，脾胃弱则五脏俱损，小儿脾弱肠薄，燥热药及腥臭碍胃之药，应再三慎酌用。曾经有一名 1 岁的男性幼儿，腹泻了半年左右，每天腹泻 3 ~ 6 次，胃口差，肚子疼，长期腹泻导致幼儿面色萎黄，头发稀少，四肢发凉，睡觉时闭不住眼，露出了白眼球。家长找到周慕新，他看了后认为孩子是脾虚气陷，肠滑失固，需要用健脾升阳、固肠止泻的中药（七味白术散合赤石脂禹余粮汤加减）。幼儿喝了 5 副中药后，大便次数已经减少了一半，中药中又加了补气温阳的党参，继续喝了 5 副后，幼儿面色开始红润，大便每天 1 ~ 2 次，基本成形。之后又复诊了 2 次，前后一共喝了 20 副中药，孩子的面色、大便基本正常，并且头发也逐渐长出来了，没有再出现腹泻。

董建华，中医内科学专家、主任医师、中国工程院院士，提出了"通降论、气血论、虚实论"的学术观点治疗脾胃疾病。脾胃在位置和功能等方面有密切的联系，所以，他认为脾胃根据病情可以分治，也可以合治。有一个老胃病患者，胃痛反复发作 20 多年，有时是胃痛难忍，有时是隐隐作痛。胃镜检查后诊断为慢性萎缩性胃炎，这个患者在当地去过许多家医院，也看过好多医生，用了好多治疗方法，胃痛还是反复发作。找到董建华教授时，患者面色萎黄，形体消瘦，午后及夜间胃痛加重，疼痛难忍，吃不下饭，大便不通。董建华根据患者的情况辨证属气滞血瘀，以瘀为主，因此用理气降逆、活血化瘀的中药进行治疗。患者服用 5 剂中药后，胃痛基本消除，后来又复诊 2 次，服用中药后 20 多年的胃痛竟然痊愈了。

刘渡舟，著名中医学家，全国第一批中医博士研究生导师，擅长用经方治疗疾病，尤其擅长治疗阴虚性的肝胃不和。有一个青年女性，32岁，每天中午都会出现肚子疼，疼的时候，自己觉得肚子上的肌肉有痉挛和抽动。刘渡舟详细问了患者的情况后发现，这个患者每个月月经要持续10天左右，而且月经的颜色呈黑紫色，还夹杂着血块，饮食、大小便都是正常的，舌质绛紫，苔薄白润，脉细如按刀刃。辨证后认为是脾的气血不和，肝木横逆克犯脾土。用了平肝缓急、调和气血的桂枝汤。患者喝了6剂后，肚子疼就好了，肚子抽动缓解。复诊后，调整方子用了当归芍药散，继续喝了几剂中药后就全好了。

颜正华，北京中医药大学主任医师、教授，著名中医学家，中药学家，国医大师，首都国医名师，博士研究生导师，全国老中医药专家学术经验继承工作指导老师，国家级非物质文化遗产传统医药项目代表性传承人。他认为治疗疾病时"调护脾胃"应贯穿始终。脾胃病的辨证还要重视虚实、寒热、气血三个方面，尤其是长时间生病的患者，久病容易损伤人体的中气，从而导致脾胃虚弱，因而更要注重保护脾胃的功能。

邓铁涛，广东省名老中医，国医大师，教授，博士研究生导师，擅长用脾胃学说治疗各类临床疑难杂症。1991年，邓铁涛教授主持的课题《脾虚型重症肌无力临床研究及实验研究》获得国家中医药管理局科技进步奖一等奖。邓铁涛提出脾胃虚损五脏相关学说，他认为冠心病虽然病变部位在心，但与其他脏器有密切的关系，既可以通过单独治疗一个脏器来达到治疗其他四个脏器的目的，也可以通过治疗其他四个脏器而达到治疗另外一个脏器的作用。因此，提出了冠心病可以通过调节脾胃的功能来达到治疗心脏病的目的，还提出通过调节脾胃虚弱来治疗重症肌无力，以及通过补益脾，来治疗慢性肝炎、肝硬化等疾病。

路志正，著名中医药大家、国医大师，根据多年的临床经验，总结出了调理脾胃的十八字方针"持中央，运四旁，怡情志，调升降，顾润燥，纳化常"。脾胃失调，会导致身体出现多种疾病，常见的有消化科疾病（如各种胃病），还有糖尿病、高血压、冠心病、高脂血症等。所以，脾和胃同时调理，有升有降，有润有燥，多种合并，才能达到良好的治疗效果。

劳绍贤，教授，博士及博士后导师，中医药世家，长沙"劳九芝堂"第 10 代传人，广东省名老中医，师从邓铁涛教授。根据广东岭南地区湿热病高发的特点，提出脾胃失调、湿热蕴生，治疗应祛湿运脾、清热防变。现代生活节奏快，生活不规律，心理压力大，食物偏于厚味以及广东地区以湿热天气为主，导致多数人是"阳热"体质。因此，重在祛湿。

现代医学界对"脾虚证"实质的研究涵盖了消化、免疫、微循环、基因学、能量代谢、微量元素、神经内分泌等多个前沿学科，以下几方面是现代医家研究的热点。

1. 肠道微生态是近年来研究热点之一　部分学者从"脾虚证"与肠道菌群失调的联系入手开展相关研究。

2. 基因方面的研究　他们根据中医理论，结合现代医学的各种手段，深入挖掘生物信息，经多年研究后发现"脾虚证"的患者在脂类、蛋白质、糖类和核酸代谢方面与正常人有明显的不同，还发现和某个基因有关系。

3. 神经内分泌方面的研究　他们通过对动物和人的研究，发现部分处于长期抑郁、焦虑状态的脾虚患者，存在内分泌功能失调的情况；而长期的抑郁和焦虑状态也可以导致神经、内分泌、免疫调节功能失常，出现消化功能方面的疾病，如消化不良、饱胀、胃痛等。

4. 免疫学方面的研究　现代免疫学认为，中医学中所讲的"脾"不论从生理功能还是从生理特点来看，都和现代医学免疫学相类似。现代医学将免疫分为先天自然免疫和后天获得性免疫。中医认为，脾为后天之本，所以脾胃属于后天获得性免疫。早就有人通过采用治疗脾虚的中药或者针灸等方法，来提高被破坏免疫器官动物的免疫功能，而且确实提高了实验动物的免疫功能。所以，通过补益脾胃，确实可以提高免疫功能。

当代人补脾应该注意以下几个方面。

1. 减肥导致脾虚　现在有不少人，为了追求美或者其他原因在进行减肥，他们认为少吃少喝就会瘦，结果长期的节食导致营养摄入不足，日积月累就出现了面色暗黄、皮肤松弛、头晕眼花等脾虚症状。其实不吃或者少吃不是减肥的好办法，合理的饮食结构加上适当的运动才能真正地减肥。有位专家曾经对一名正在减肥的中年女性患者说，如果你的脾虚不能治好，很难达到减肥的目标。

2. 早晨起床先喝一杯淡盐水的误导 近几年养生流行早晨起床先喝一大杯淡盐水，这种方法并不是所有人都适合。早上刚起床的时候，阳气刚刚复苏，喝几口水是没有问题的，但一口气喝得太多，反而容易伤到脾阳，尤其是患有高血压病、胃病的人。患有高血压病的人是限制盐分摄入量的，一杯淡盐水下去，血压有升高的可能，长期这样喝淡盐水估计降压药都要增加一种了。有胃病的人，这杯水下肚，就该反酸、胃痛了。

3. 少吃生冷食物 现在很多人（尤其是年轻人）很喜欢喝冷饮，大热天刚回家就从冰箱里拿一瓶冰饮料，立即就喝；或者在饮料店要一杯加冰块儿的冷饮。在广东和广西地区还流行喝冰凉茶，大部分人不管自己的体质是寒还是热，习惯了喝凉茶。久而久之，有些人被寒凉生冷的凉茶、冷饮伤了脾阳，变成了脾虚的人。

4. 补脾的食物 食补胜药补，可以补脾的食物如下。肉类：鸡肉、鸡蛋、带鱼、泥鳅、青鱼、鲈鱼、鲤鱼、石首鱼、牛肉；水果类：龙眼肉、葡萄、大枣、无花果、樱桃；其他类：粳米、高粱、籼米、锅巴（焦锅）、薏苡仁（薏米）、白术、熟藕、山药、栗子、花生、蚕豆、豌豆、白扁豆、土豆、胡萝卜、马铃薯、香菇、蜂蜜等。

第三节

脾藏与湿邪的战争

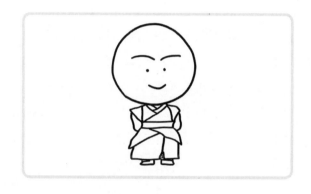

脾的特点：喜燥恶湿，所以脾如果虚弱就很容易发生湿邪类的疾病。当春天到来的时候，我们除了要注意补肝，还更强调健脾。脾就像大地、土壤一样，万物的生长都要靠他。如果土壤贫瘠，庄稼就不能健康成长，粮食就要减产，人们就要饿肚子了。如果脾虚，湿邪占据了重要地位，就像以前下过暴雨的烂泥巴路，根本无法正常行走，一走鞋子就陷在里面拔不出来了。我们经常说"四季脾旺不受邪"，所以脾强身体才能强壮，湿邪不容易发生。因此，脾虚和湿邪的战争旷日持久且从古至今从未停止。

一天，黄帝问他的大臣们，为什么脾虚了会出现四肢麻痹疼痛呢？大臣和御医们商量总结后，说："黄帝啊！我们每天吃进去的食物经过吸收后转化成有用的物质，跟我们呼吸到身体里的干净空气结合，储存在我们的胸腔中形成宗气。宗气又从胸腔中流向我们的血管、经络内，这时就成为营气，运行在肌肉组织中的是保护我们体表的卫气。如果我们的脾气充足旺盛，我们每个人就会气血充足，面色红润，手脚以及全身的关节营养充足，手脚有力、活动自如；如果脾虚了，一方面自身容易产生湿邪，另一方面也容易受风湿外邪的侵犯；不管是哪种情况都会出现手脚、肌肉无力，关节僵硬、行动不便的情况。"（《黄帝内经灵枢·营卫生会》曰："中焦亦并胃中，出上焦之后，此所受气者，泌糟粕，蒸津液，化其精微，上注于肺脉，乃化而为血……"《黄帝内经灵枢·阴阳二十五人》曰："血气皆少……善痿厥足痹。"）

根据脾的特性，脾喜欢干燥，讨厌潮湿。如果湿邪困脾，脾的阳气就会受到损害，水湿之邪就会停在我们体内产生一系列的疾病；还有一种情况，脾虚，则向全身运送营养物质的快递功能丧失，导致货物（营养物质）变成了积压存货（水湿），影响了整个快递及运输行业（身体产生疾病）。

那么我们体内的湿主要有哪些呢？其实主要分为外源性和内源性两种。外源性的湿邪主要是由于长期居住或工作在潮湿的环境中，或者淋雨蹚水，或者被雾气、暑湿等侵袭人体后产生。内源性的主要是体内自己产生的湿气，比如：不良的饮食习惯，经常喝带冰的饮料，吃或喝刚从冰箱拿出的食物或者饮料，长期生吃寒性的瓜果蔬菜，喜欢喝凉茶或者绿茶、生普洱茶等凉性的饮品。长期形成的这种饮食习惯，使得脾阳受到损害，逐渐出现脾虚。脾在人体的中焦，掌管生产气血和运输营养物质，以及运化水湿。

当代医家岳美中教授，经常用健脾化湿、行气利水的中药来治疗水肿（急性肾炎）的患者。有一个 12 岁的男孩，诊断为急性肾炎，来找岳美中教授看病时，腰痛，面部浮肿，嘴唇发青，神情呆钝。小便检查：尿蛋白（＋）。茯苓、泽泻、猪苓、陈皮等健脾化湿的中药服用 31 剂后，脾湿基本消除。

黄文东教授也擅长用健脾益气、养阴利水的方法来治疗水肿。他曾经看过一名 44 岁的军人，这个患者，就诊时脸肿脚肿，尿频严重，睡眠不好。黄文东教授认为，这个患者主要是长期劳累，导致脾虚肾虚，水停在体内。所以，给他用了健脾益气、养阴利水的中药口服。前后共看了 5 次，大约 5 个月，患者所有的症状都好了。

脾病气虚为根本，湿邪困阻为标。所以，脾虚和湿邪的斗争一直不断，我们搞清楚他们之间的关系，明白他们各自产生的原因，分清楚脾虚和湿邪的轻重、主次，做出正确、及时的判断，就可以早期时阻断发生，发生后及时治疗了。

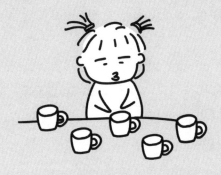

第三章

妈妈的宝贝要补脾

　　小儿从出生到成年，处于不断生长发育的过程，无论在形体，还是生理、病理等方面，都与成人有所不同，年龄越小越显著。小儿的生长发育虽然按照一定的规律发展，但会受到遗传、营养、性别、环境等各种因素的影响。因此，小儿不能简单地看作是成人的缩影。

　　"儿科之圣"钱乙对小儿"五脏六腑，成而未全，全而未壮"的生理描述以及"脏腑柔弱，易虚易实，易寒易热"的病理记载形成了儿科理论基础。《小儿药证直诀》记录了钱乙治疗疑难病 23 则，有 7 则是从调理脾胃入手的，他认为"脾胃虚衰，四肢不举，诸邪遂生"。

　　万全在钱乙的基础上，在《育婴家秘》中做了一个著名的总结："五脏之中肝有余，脾常不足肾常虚，心热为火同肝论，娇肺遭伤不易愈。"其五脏"三不足两有余"思想，正是对小儿生理病理特点的高度概括。

　　脾常不足的意思是小儿生长发育迅速，生长旺盛，对营养精微需求较成人相对多，但小儿脾胃薄弱，且不知饮食自节，稍有不慎即易损伤脾胃引起运化功能失调，出现呕吐、积滞、泄泻、厌食等病证。

第一节

小儿脾系证治

小儿常见的脾系疾病，其治疗以健脾为主，顺应脾主运化、喜燥恶湿、脾升胃降的特点，多选用党参、太子参、茯苓、白术、山药等平补之品。如脾运不佳，加醒脾行气药，如陈皮、砂仁；食积不化，加消食导滞药，如山楂、神曲、麦芽、鸡内金；脾虚生湿，加健脾化湿药，如薏苡仁、白扁豆。

小儿脾虚疾病，亦多与"脾常不足"有关。一是生克制化，一是"脾旺则四季不受邪"。所以，无论小儿所发何病，都必须顾及"脾常不足"的特点。《幼科发挥》曰："脾胃虚弱，百病蜂起。故调理脾胃者，医中之王道也，节戒饮食者，医家之良方也。""人以脾胃为本，所当调理，小儿脾常不足，尤不可不调也。"用药上不可过于峻猛，切忌攻伐太过，时时注意顾护脾胃之气。

小儿积滞（脾虚夹积型）

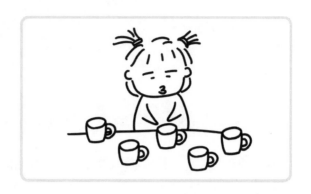

积滞是指小儿内伤乳食，停聚不化、气滞不行所形成的一种胃肠疾患。

本病的主要发病原因为乳食不节，伤及脾胃，致脾胃运化功能失调；或脾胃虚弱，腐熟运化不及，乳食停滞不化。其病位在脾胃，基本病理改变为乳食停聚中脘，积而不化，气滞不行。故而小儿积滞可分为脾虚夹积和乳食内积。

脾虚夹积型小儿积滞可表现为不思乳食，食则饱胀，呕吐酸腐，腹满喜按、喜俯卧，夜寐不安，面色萎黄，神疲乏力，形体消瘦，大便溏稀，日行2～3次，夹有乳片或食物残渣，舌淡红，苔白腻，脉细而滑或指纹淡滞。

方药：《医方集解》健脾丸（人参60克、白术60克、陈皮60克、麦芽60克、山楂45克、枳实90克，研为细末，神曲糊丸）。

治法：健脾助运，消补兼施。

解析：方中以人参、白术扶脾益气；麦芽、山楂、神曲消食导滞；并以枳实、陈皮理气消胀。虚实兼顾，消补并行。

预防与护理：乳食宜定时定量，不宜过饥过饱。随婴儿年龄的增长，逐渐供给相适应的辅助食物，但不宜杂食、偏食。

🦶 小儿呕吐（脾胃虚寒型）

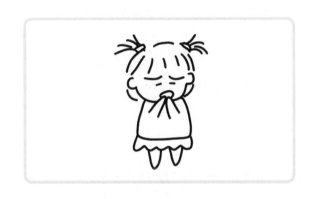

呕吐是小儿常见的一种病证，很多疾病都可以出现，总体病机是胃失和降，气逆于上。寒、热、虚、实、食积、气郁、外感、内伤等均可导致小儿呕吐，大体可以分为乳食积滞、胃热炽盛、脾胃虚寒、肝气犯胃、惊恐扰气等类型。

脾胃虚寒型小儿呕吐可由于乳母平时喜食寒凉生冷之品，乳汁寒薄，儿吃其乳，脾胃受寒；也可由于先天不足，脾胃素寒；也可因冷生寒，或病程中过服苦寒攻伐之药，或感受风寒之邪等，均可使寒凝中脘，中阳不运，胃失和降，寒邪上逆，发为呕吐。

方药：《医宗金鉴》丁萸理中汤加味（党参12克、白术

10克、炙甘草6克、干姜9克、丁香9克、吴茱萸3克、紫苏梗6克、陈皮6克）。

治法：温中散寒。

解析：方中以党参、白术、炙甘草扶脾益胃，补养中气；干姜、丁香、吴茱萸温中散寒，降逆止呕；紫苏梗、陈皮理气健脾。

预防与护理：注意饮食，少量多次进食，避免寒凉性质食物。

🕐 小儿泄泻（脾胃虚弱型）

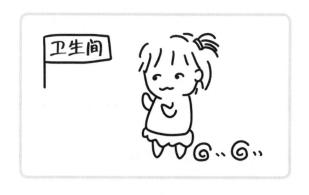

泄泻是以大便次数增多、粪质稀薄或如水样为主症的一种小儿常见的脾胃系疾病，病因以感受外邪、内伤饮食、脾胃虚弱为多见，大体可以分为湿热泻、伤食泻、脾虚泻、风寒泻、脾肾阳虚泻等。

脾胃虚弱型小儿泄泻多因素体脾虚，或久病迁延不愈，或用药攻伐过度。胃弱则腐熟无能，脾虚则运化失职，水谷不化，精微不布，不能分清别浊，水反为湿，谷反为滞，合污而下，导致泄泻。

方药：《小儿药证直诀》七味白术散加味（人参6克、茯苓12克、炒白术12克、炙甘草3克、藿香叶12克、木香6克、葛根15克）。

治法：健脾益气，运脾止泻。

解析：方中人参甘温益气，健脾养胃，为君药。白术苦温，健脾燥湿，加强益气助运之力，为臣药。茯苓甘淡，健脾渗湿，葛根升阳生津，藿香叶化湿止呕，木香调理中焦气机，诸药合用共同为佐，奏健脾祛湿理气之功。炙甘草甘温，益气和中，调和诸药，为使药。

预防与护理：小儿应合理喂养，勿过饱，勿吃难消化食物。初愈后应注意饮食调养。

🐮 小儿厌食

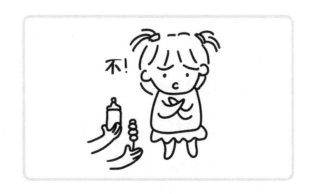

厌食是小儿时期常见的一种脾胃病证，临床以较长时期

食欲不振，食量减少，甚则厌恶进食为特征。厌食的常见病因有喂养不当、他病伤脾、先天禀赋不足、情志失调等，其中喂养不当为主要原因。

小儿厌食可分为脾失健运、脾胃气虚、脾胃阴虚三种类型。

1. 脾失健运型　脾失健运、中焦气滞则胸脘痞闷，胃气上逆则嗳气泛恶，运化不健则偶尔多食便脘腹饱胀，脾失升清则大便偏稀，胃失降浊则大便偏干。

方药：《古今医统大全》不换金正气散加味（陈皮6克、苍术6克、厚朴6克、炙甘草6克、草果3克、半夏6克、藿香叶6克、生姜3片、大枣2枚）。

治法：调和脾胃，运脾开胃。

解析：方中苍术、厚朴、陈皮、炙甘草、生姜、大枣即平胃散，能燥湿运脾，行气和胃；藿香叶芳香化湿，和胃止呕；半夏燥湿化痰，降逆止呕，消痞散结。诸药共奏燥湿化痰、理气和中之功效。

2. 脾胃气虚型　脾虚运化乏力，胃纳不佳，故不思进食、食不知味、食量减少；精微转输不足，气虚失养，故形体偏瘦、面色少华、精神欠振；脾弱清气不升，清浊相混，致大便溏薄夹不消化物。

方药：《小儿药证直诀》异功散加味（人参6克、茯苓6克、白术6克、陈皮6克、炙甘草6克）。

治法：健脾益气，佐以助运。

解析：四君子汤（人参、茯苓、白术、甘草）加陈皮而成。四君子汤负责补脾，陈皮理气行滞。全方较四君子汤更增行气和胃之功，使补中有行，补而不滞。

3. 脾胃阴虚型 胃喜润而恶燥，阴虚而胃腑失濡，受纳、腐熟功能失职，因而不思进食；脾胃阴虚，津液不足，致大便偏干，口干欲饮，苔少或花剥；水津不布，致皮肤失润，面黄少华，舌上少津；阴虚生内热，致小便色黄，舌质红，脉细数。

方药：《中医儿科学》养胃增液汤（石斛 9 克、乌梅 6 克、北沙参 9 克、玉竹 9 克、甘草 3 克、白芍 9 克）。

治法：滋脾养胃，佐以助运。

解析：沙参、石斛、玉竹滋脾养胃，乌梅、白芍、甘草酸甘化阴。全方滋养胃阴而不腻，开胃健脾。

预防与护理：科学育儿，合理喂养，不偏食，不嗜食，养成良好的饮食习惯，纠正不良饮食习惯，少吃零食，避免餐前或进餐中大量喝水。

🞊 小儿反复呼吸道感染（肺脾两虚型）

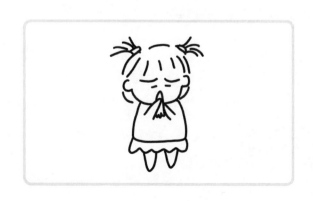

小儿 1 年内上呼吸道感染及下呼吸道感染次数增多，超过了一定范围（5～7 次），称为反复呼吸道感染。病因多是禀赋不足，体质虚弱；或喂养不当，调护失宜；或少见风日，不耐风寒；或用药不当，损伤正气；或正虚邪伏，遇感乃发。小儿复感大体可分为肺脾两虚、营卫不和、肾虚骨弱等类型。

肺脾两虚型小儿反复呼吸道感染可表现为面黄少华、形体消瘦、肌肉松软、少气懒言等症状。

方药：《世医得效方》玉屏风散合《太平惠民和剂局方》六君子汤加减（黄芪 9 克、白术 12 克、防风 3 克、人参 6 克、茯苓 6 克、甘草 3 克、陈皮 3 克、山药 12 克）。

治法：补肺固表，健脾益气。

解析：黄芪、白术、防风益气固表止汗，人参、山药、茯苓、陈皮、甘草健脾益气。纳呆加鸡内金、焦山楂；大便溏加炒薏苡仁、春砂仁；余邪未清加黄芩、连翘等。

预防与护理：按时预防接种疫苗，增强机体抵抗力。饮食宜清淡有营养，少吃生冷、油腻、辛辣食物。出汗比较多时，应该擦干，避免吹风着凉。

小儿便秘（气虚失运型）

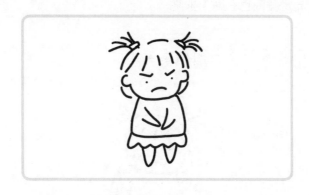

小儿便秘是由于排便规律改变所致，指排便次数明显减少、大便干燥、坚硬，秘结不通，排便时间间隔较久（>2天），无规律，或虽有便意而排不出大便。一般分为功能性便秘和器质性便秘，后者如肛裂、先天性巨结肠等，前者中医辨证大体可分为气机郁滞、气虚不运、乳食积滞、燥热内结、津亏肠燥等。

气虚型小儿便秘多因小儿先天不足，或者后天护养不当，或者疾病影响，或者药物导致脏腑虚损，气血不足，气虚则脏腑传导无力，血虚则肠道失养干涩，导致便秘。

方药：《金匮翼》黄芪汤加减（黄芪15克、陈皮5克、火麻仁6克、白蜜3克）。

治法：益气润肠通便。

解析：黄芪补脾肺之气，火麻仁、白蜜润肠通便，陈皮理气。若气虚较甚，可加人参、白术。

预防与护理：多食用粗纤维的食物，如玉米榨汁、水果等；多喝温水；多运动；腹部按摩，围绕肚脐周围顺时针按摩；充足睡眠也有助于排便。

🕛 小儿多汗（气阴两虚型）

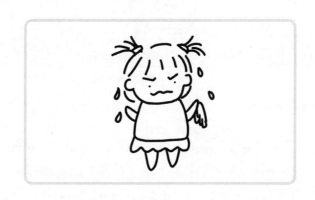

　　小儿多汗是指在安静状态下，无故全身或局部汗出过多，甚至大汗淋漓，临床上最常见的为自汗、盗汗两种。小儿常自汗、盗汗并见。小儿汗证的发生，多由体虚所致。其主要病因为禀赋不足，调护失宜。注意需要排除维生素 D 缺乏性佝偻病、结核感染、风湿热、传染病等引起的出汗。小儿多汗大体可分为卫表不固、营卫不和、气阴两虚、湿热迫蒸等类型。

　　气阴两虚型小儿多汗可表现为夜间盗汗、形瘦肢冷、精神萎靡、疲倦嗜睡、口渴、大便干等症状。

　　方药：《医学启源》生脉散加减（人参 9 克、麦冬 9 克、五味子 6 克）。

　　治法：益气养阴。

解析：人参或党参益气生津，麦冬养阴清热，五味子收敛止汗。精神困顿，食少不眠，不时汗出，面色无华，为阳气偏虚，去麦冬，加白术、茯苓益气健脾固表；睡眠汗出，醒则汗止，口干心烦，容易惊醒，口唇淡红，为心脾不足，脾虚血少，心失所养，可用归脾汤合龙骨、牡蛎、浮小麦补养心脾，益气养血，敛汗止汗。

预防与护理：注意个人卫生，勤换衣被，保持皮肤清洁和干燥，拭汗用柔软干毛巾或纱布，勿用湿冷毛巾，以免受凉。汗出过多致津伤气耗者，应补充水分及容易消化而营养丰富的食物。勿食辛辣、煎炒、炙烤、肥甘厚味。室内温度、湿度要调节适宜。

⏱ 小儿遗尿（脾肺气虚型）

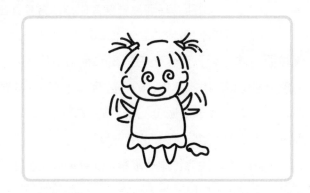

小儿遗尿俗称"尿床"，定义为儿童夜间出现无意识、不自主的尿遗行为，5～6岁的小儿每个月至少发生2次，6岁以上小儿每个月至少发生1次，其症状持续3个月以上，且排除神

经精神方面的因素。小儿遗尿病因常与先天禀赋不足、饮食失宜、情志失调、劳逸过度等有关。小儿形体柔弱未得充盈，若先天禀赋不足则肾常虚，固摄无力而遗尿自生。中医大体可以分为下元虚寒、脾肺气虚、心肾不交、肝郁不疏等类型。

脾肺气虚型小儿遗尿可表现为夜间遗尿、常自汗出、面色萎黄、少气懒言、食欲不振、大便溏薄等症状。

方药：《脾胃论》补中益气汤合《妇人良方》缩泉丸加减（益智仁10克、乌药10克、山药15克、黄芪15克、当归10克、陈皮6克、党参15克、升麻6克、柴胡12克、白术10克、炙甘草10克）。

治法：益气健脾，培元固涩。

解析：黄芪、党参、白术、炙甘草益气健脾，培土生金；升麻、柴胡升举清阳之气；当归配黄芪调补气血；陈皮理气调中；益智仁、山药、乌药温肾健脾固涩。常自汗出，加煅牡蛎、五味子潜阳敛阴止汗；食欲不振、便溏，加砂仁、焦神曲运脾开胃，消食止泻；痰盛身肥，加苍术、山楂、半夏燥湿化痰；困寐不醒，加石菖蒲、麻黄醒神开窍。

预防与护理：对于遗尿患儿要耐心教育引导，切忌打骂、责罚，鼓励患儿消除害羞和紧张情绪，建立起战胜疾病的信心。每日晚饭后注意控制饮水量。在夜间经常发生遗尿的时间前，及时唤醒排尿，坚持训练1～2周。

小儿多涎（脾胃虚寒型）

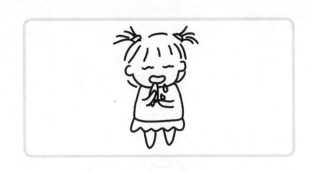

　　小儿流涎，俗称小儿流口水，较多见于 1 岁左右的小儿，常发生于其断奶前后。小儿长到 6 月龄以后，身体各器官明显地发生变化。此时小儿所需营养已不能局限于母乳，要逐步用米糊、菜泥等营养丰富且容易消化的辅食来补充。有些母亲用母乳喂养小儿到 15 个月以上才断奶，断奶后再喂辅食，这样的小儿脾胃比较虚弱，容易发生消化不良，这时候小儿流涎发生率最高。中医大体可以分为脾胃虚寒和脾胃积热等类型。

　　脾胃虚寒型小儿流涎可表现为流涎不止、涎液清稀、面色苍白、四肢不温、大便稀薄、小便清长等症状。

　　方药：《太平惠民和剂局方》六君子汤合《伤寒论》甘草干姜汤加减（党参 12 克、白术 6 克、茯苓 6 克、甘草 6 克、干姜 3 克、半夏 3 克、陈皮 3 克、益智仁 6 克）。

　　治法：益气健脾，温中摄涎。

　　解析：方中用党参、白术、半夏、陈皮、茯苓、甘草益气健脾调中，干姜、益智仁温脾摄涎。

　　预防与护理：培养小儿良好的卫生习惯，注意清洁口腔。

第二节

小儿推拿

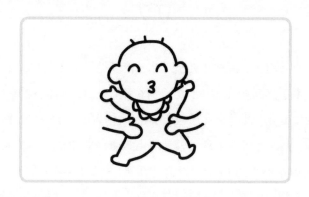

小儿推拿是指运用各种手法刺激小儿穴位，从而使小儿经络通畅、气血流通，以达到调整脏腑功能、治疗疾病的一种方法。如今小儿推拿的疗效得到越来越多大众的肯定，成为了一种时尚的小儿保健方法。

◎ 小儿厌食

1. 补脾经，指腹揉　补脾经的具体操作手法是推拿者旋推患儿拇指指腹，连续 100 ～ 300 次，注意用力要柔和。适用于小儿厌食属脾胃虚弱者，症见面色萎黄、食欲不振、大便稀烂或干结、口臭等。

2. 推三关，腕肘纹　推三关是推拿者用自己的拇指或示、中两指螺纹面着力，沿患儿前臂桡侧，自患儿的腕横纹向肘横纹推 300 次。适用于小儿厌食属脾胃虚弱者，症见食欲不振、大便溏稀、腹胀腹痛等。

3. 四横纹，轻掐揉　四横纹为示指（食指）、中指、环指（无名指）、小指掌面第一指间关节横纹。操作时，掐揉四横纹从示指纹至小指纹，每揉 3～5 次掐 1 次。适用于小儿厌食属疳积者，症见身体消瘦、食欲不振、口臭、大便不畅。

4. 大鱼际，腹顺揉　揉板门（手掌的大鱼际部）100次，之后顺时针揉腹 5 分钟。适用于小儿厌食属脾虚食滞者，症见食欲不振、早饱、疲倦乏力、大便不成形。

🝢 小儿便秘

1. 揉天枢，疏调大肠　让患儿仰卧，妈妈用拇指指腹按揉天枢穴（与肚脐平行，前正中线旁开 2 寸），每秒钟揉1～2 次，共 100～150 次。适用于小儿便秘伴有腹痛、腹胀者，腹泻亦可用此法。

2. 揉摸腹部，消食导滞　让患儿仰卧，妈妈用手掌或中间三指，顺时针在患儿肚子上缓慢画圆揉摸，共揉 5 分钟左右。适用于小儿便秘伴有气血不足、脾阳不足者，症见面色苍白、疲倦乏力、精神不振、大便难解、肢体寒凉。

3. 下推七节骨，升降脾胃　让患儿俯卧，妈妈用拇指或中间三指，自上向下，从患儿腰部最低点的凹陷处推至尾脊骨，每秒钟推 1 次，共 100～300 次。适用于小儿便秘伴有烦躁不眠的实热患儿，症见大便难解、夜间易醒、好动易怒。

4. 揉鱼尾，通气理大肠　让患儿俯卧，妈妈用手顶住患儿尾骨最下端，往上方向揉按，力度适中，每秒钟揉按 1 次，共 100～300 次。适用于小儿便秘积滞者，症见大便不畅、腹部胀闷。

🉐 小儿腹泻

1. 摩腹　即用一手掌在患儿腹部轻柔地打圈，范围以肚脐为中心，由小到大，至整个腹部，先逆时针摩 2 分钟，再顺时针摩 1 分钟。适用于小儿腹泻伴有虚汗多、手脚寒凉属脾胃虚弱者。

2. 揉脐　用示指、中指、环指的指端螺纹面在脐部揉按，力量稍重（三指按于肚脐，指下感觉有物顶住即可），揉按 1～2 分钟。注意揉按时力量不要太重，否则患儿会感觉不适而哭闹，影响治疗的进行。适用于小儿腹泻或便秘或食积者。

3. 揉龟尾　龟尾位于背部尾骨端，用中指在龟尾穴处揉按，力度同揉脐，揉按 2～3 分钟。揉按时力量可比揉脐稍大些，若患儿感觉不适而哭闹，可减轻揉按之力。适用于小儿腹泻属脾阳不足者，症见畏寒肢凉、喜热饮、大便溏稀。

4. 推上七节骨　七节骨即背部脊柱尾端的七节，从龟尾向上数七节即是。用示、中二指从龟尾穴沿七节骨向上推擦，动作轻快，每分钟 100 次左右，推擦 100～300 次。适用于小儿腹泻属脾胃虚寒者，症见大便稀烂、纳差、便秘、遗尿等。

☯ 小儿遗尿

1. 补脾经　脾经位于拇指桡侧缘（外侧），赤白肉际处。顺着拇指桡侧从指尖推至指根，共 500 次。适用于小儿遗尿属脾胃虚弱者，症见遗尿、消化不良、腹泻、食欲不振等。

2. 补肾经　肾经位于小指末节螺纹面。由指根向指尖方向直推为补，共 500 次。适用于小儿遗尿属肾虚先天不足者，症见遗尿、虚喘、腹泻。

3. 推三关　用一只手握住患儿的手腕，使其掌心向上，然后用中指、示指指腹自患儿腕横纹直推向肘横纹，共 500 次。适用于小儿遗尿属脾胃虚弱者，症见遗尿、腹泻、食欲不振。

4. 揉气海　气海穴位于身体前正中线上，肚脐正中下 1.5 寸（即肚脐往下两横指处）。用拇指或中指或掌根顺时针按揉该穴，用力不宜过重，揉至微微发热就好了，共 200 次。适用于小儿遗尿属气虚阳虚者，症见遗尿、多尿、畏寒、腹泻等。

5. 揉肾俞　肾俞穴位于腰部第 2 腰椎棘突下，旁开 1.5 寸，左、右各一穴。用拇指指腹顺时针按揉该穴，共 200

次。适用于小儿遗尿属肾虚先天不足者，症见遗尿、虚喘、腹泻等。

6. 揉命门　命门穴位于后正中线上，第2腰椎棘突下凹陷中，与神阙穴（肚脐）前后相对。取穴时可将双手示指相交在肚脐上，然后一左一右从肚脐出发，往腰后水平绕去，两手示指交汇处就是命门。用拇指指腹着力按揉该穴，也可用擦法，用拇指指腹横擦该穴，力度适中，以热透为度，共100次。适用于小儿遗尿属肾气亏虚者，症见遗尿、畏寒、腹泻、容易外感等。

7. 揉三阴交　三阴交穴位于小腿内侧，踝关节上3寸。用拇指指腹着力按揉该穴，有酸胀感。按揉1分钟。适用于小儿遗尿属脾虚夹湿伴有肾虚者，症见遗尿、肠鸣腹胀、大便溏稀、消化不良等。

8. 揉百会　百会穴位于头顶正中，两耳尖连线的中点。用右手拇指指腹轻揉该穴1~3分钟。该穴2~3岁才能完全长好，因此，建议3岁以下的小儿不可按揉该穴位。适用于小儿遗尿属阳气亏虚者，症见遗尿、畏寒、发育不良。

◎ 小儿表虚自汗

1. 清肺经　肺经穴位于环指末节螺纹面。操作时，由指根向指尖推100~300次。适用于小儿自汗属表虚者，伴有咳嗽、鼻塞流涕、咽喉疼痛等症状。

2. 运太阳　太阳穴位于眉梢与目外眦之间，向后约一横指的凹陷中。操作时，术者以拇指端或中指端按揉此穴

30～50次。尤其适用于小儿自汗伴有外感者，症见鼻塞流涕、头痛等。

3. 揉肾顶　肾顶穴位于小指顶端。操作时，按揉此穴100～300次，具有收敛元气、固表止汗的功效。适用于各种自汗、盗汗。

4. 擦风池　风池穴位于后发际下大筋外侧凹陷处。操作时，来回擦此穴50次。适用于小儿自汗伴有外感者，症见鼻塞流涕、咽喉疼痛等。

☯ 小儿食积夹寒

1. 补脾土　有两种方法，一种方法是指摩法，另一种方法是屈曲患者拇指的指间关节，由拇指桡侧缘的远端推至近端。上述两种补脾土的方法，可任选一种，推300次。适用于小儿食积属脾胃虚寒者，症见消化不良、厌食、大便溏稀、腹痛等。

2. 分推腕阴阳　患儿掌心向上，用两手的示指、中指、环指和小指分别从患儿腕部及手部的两侧背面托住患儿之手；以两拇指自患儿腕掌面部横纹的中点，同时分推至腕横纹的桡侧及尺侧，约100次。适用于小儿食积属脾胃阳虚者，症见消化不良、厌食、腹痛、腹泻等。

3. 推三关　由于是治疗"食积夹寒"，所以推三关的次数应多一些，约推600次。适用于小儿食积属脾胃阳虚者，症见消化不良、遗尿、腹泻、腹胀等。

4. 运八卦　患儿掌心向上，以一手指远端的掌侧面作为接触面，在患儿的八卦穴做指摩法，称之为"运八卦"，约300次。适用于食欲不振、呕吐、腹泻等小儿积滞情形。

5. 分推腹阴阳　患儿取仰卧位，以左、右两手的手指（一般用拇指，也可用示指和中指），分别自患儿胸骨下端，沿肋弓分推至两侧的腋中线，共200次。适用于小儿食积伴有腹痛、腹胀者。

6. 摩揉脐腹　患儿取仰卧位，以一手掌在患儿的脐部及其周围施以掌摩法，持续数分钟后，再在脐部及腹部做掌揉法或掌根揉法，使之有较强的温热感。适用于小儿食积属脾胃虚寒者，症见消化不良、肢凉畏寒、腹胀腹痛等。

☺ 小儿食积夹热

1. 清脾土　患儿掌心向上，医者用指推法，自患儿拇指的近端推向远端，称之为"清脾土"，共300次。适用于小儿食积属脾胃积热者，症见消化不良、口臭、厌食、吐泻等。

2. 补脾土　先用"清脾土"的方法对患儿进行治疗，接着再用"补脾土"的方法，称之为"先清后补"。食积夹热时，常采用"先清后补"的方法，症见消化不良、口臭、厌食、吐泻等。

3. 分推腹阴阳　患儿取仰卧位，以左、右两手的手指（一般用拇指，也可用示指和中指），分别自患儿胸骨下端，沿肋弓分推至两侧的腋中线，约100次。适用于小儿食积伴有腹痛、腹胀者。

4. 推三关　用一只手握住患儿的手腕，使其掌心向上，然后用中指、示指指腹自患儿腕横纹直推向肘横纹，约200次。适用于小儿食积属脾虚夹热者，症见消化不良、吐泻、腹痛、厌食等。

5. 退六腑　约600次。退六腑的次数要比推三关的次数多，因为是"食积夹热"。适用于消化不良、大便不畅、腹部胀满等。

6. 推四横纹　四横纹穴有两种不同的位置，是四个穴位的总称。这里所说的四横纹穴是在示指、中指、环指、小指掌指关节的掌侧横纹处。以推法，依次分别在上述部位进行治疗，约数分钟。适用于消化不良、厌食、大便不畅、腹胀腹痛等。

7. 揉外劳宫　外劳宫穴正对掌心劳宫穴处，顺时针方向指揉数十下。适用于消化不良、感冒咳嗽、睡眠易醒等情形。

☺ 小儿外感

1. 开天门　两眉中间至前发际成一直线。一般用两手拇指交替从两眉中点向上推至前发际，推24次或3~5分钟。"开天门"是推拿的起式，小儿出现各种不适，都可以先做开天门，有天人相应之意。适用于小儿外感发热、咳嗽、流涎、腹痛、腹泻、便秘、厌食、遗尿等。

2. 推坎宫　从眉心到两侧眉梢所成的横线为坎宫。用两手拇指指腹从眉心向两侧眉梢分向推动30~50次。适用于小儿外感头痛、鼻塞流涕、咽喉疼痛、咳嗽等。

3. 揉太阳　两眉后凹陷处为太阳穴。可用两手拇指或中指指尖在眉后凹陷处揉动 30～50 次。适用于小儿外感头痛、鼻塞流涕、发热、咳嗽等。

4. 揉耳后高骨　该穴位为乳突后缘和后发际的交界点，可用两手拇指或两手中指指尖在耳后乳突（隆起的高骨）下方的凹陷处按揉 30～50 次。适用于小儿外感头痛、发热、鼻塞流涕、咳嗽、恶风等。

第三节

小儿生活饮食

一、运动

运动前和孩子一起活动活动全身，做好"热身"运动，如揉揉脸和耳朵、搓搓手、转转手腕和脚腕、扭扭腰部和四肢。身体的肌肉、关节完全活动开后，再做稍强点儿的运动，这样也可以避免扭伤和拉伤。夏天最好是安排在气温比较凉爽的时候，避免发生中暑和日射病。雾天不宜让孩子外出活动。饭前、饭后半小时内活动易吸入冷空气，产生胃痉挛。

活动量适宜时，孩子面色红润，汗量不多，呼吸中速稍快，动作不失常态，情绪愉快，注意力集中。孩子在游戏中的心率保持在 130 ~ 140 次 / 分。掌握活动量由小到大逐渐上升，活动结束前又逐步减少的原则。

剧烈运动结束后要继续进行一些慢节奏的简单活动，让身体有一个适应过程，如 5 分钟左右的慢走。运动后，由于出汗增加了体内水分流失，要及时给孩子补充水。千万不可在活动后食用冷饮。活动后不可马上让孩子洗冷、热水澡。

二、食物

食物不宜太咸： 正常情况下，1 周岁以下的宝宝是不适宜吃食盐的，而 1 周岁之后的宝宝，食盐的摄入量也需要控制，不能吃太咸的食物，易诱发肾脏疾病。

食物不宜太甜： 食物太甜容易让宝宝发生腹泻、消化不良的情况，直接影响小儿的生长发育。

远离生冷食物： 宝宝的肠胃没有成年人成熟，吃生冷食物不那么好消化，另外，不能给宝宝吃半生不熟的食物。

注重饮食卫生： 宝宝的饮食一定要注意卫生，因为宝宝比较脆弱，很容易生病，如果饮食不卫生，会直接导致宝宝感染生病。

三、药物

儿童身体不适最好使用儿童专用药。直接服用成人药，或者直接把成人药丸掰开后分少量给儿童服用，这些都是不当用药。

很多家长为了给孩子补充营养，就给孩子服用滋补营养品。但是儿童身体能吸收的营养物质有限，过多的营养素并不能吸收，反而增加了身体负担；甚至有的保健品给儿童服用后出现儿童发育过快或身体性激素分泌异常等情况。

婴幼儿宜选用低毒或药食两用的莱菔子、陈皮、砂仁、乌梅等中药。由于婴幼儿脏器娇嫩，大苦、大辛、大寒、大热等药性猛烈的药物要慎用。小儿脾气不足，消化能力差，因此应佐以健脾和胃、消食导滞的中药，如山药、山楂、陈皮、六神曲、麦芽、鸡内金、白术等。小儿生机旺盛，宜饮食调理，不宜滥用滋补之品，否则会使机体阴阳失衡，伤及脏腑气机。即便是存在虚证，也必须慎用补剂。

四、小儿脾虚食疗

相比五味杂陈的中药，食疗显然更容易让孩子们接受。例如八珍糕，将药物加入食物中，口感很好，又能健脾助运，辅助治疗小儿厌食。日常饮食中，应该矫正小儿偏食习惯，扩大饮食物品种，养成荤素混食、多品种杂食等良好习惯。

脾虚小儿宜食：如粳米、籼米、锅巴（锅焦）、薏苡仁（薏米）、熟藕、栗子、山药、白扁豆、豇豆、牛肉、鸡肉、兔肉、牛肚、猪肚、鳜鱼、葡萄、大枣、胡萝卜、马铃薯、香菇等。

脾虚小儿忌食：少吃性质寒凉、易损伤脾气的食物，如苦瓜、黄瓜、冬瓜、茄子、空心菜、芹菜、苋菜、茭白、莴笋、金针菜、柿子、香蕉、枇杷、梨、西瓜、绿豆、豆腐等。合理安排味厚滋腻、容易阻碍脾气运化功能的食物，如鸭肉、猪肉、甲鱼肉、牡蛎肉、牛奶、芝麻等。利气消积而容易耗伤脾气的食物，如荞麦、山楂、萝卜、香菜等，也要根据具体情况来安排，避免身体受到伤害。

当然，饮食疗法因人而异，不可一概论之，同时注意饮食禁忌。饮食疗法用途虽广，却作用比较平和，一般只适宜作为辅助疗法。

◎ 小儿脾胃虚弱食疗

1. 莲子山药粥

食材：山药 50 克、莲子 20 ~ 30 克、粳米 50 克。

功效：健脾温阳、止泻。

做法：取适量的新鲜山药和莲子给宝宝煲粥喝，莲子和粥都要煮得够烂再一起吃下去。

2. 茯苓莲豆粥

食材：白茯苓 10 克、陈皮 10 克、甘草 5 克、莲子 20 克、白扁豆 30 克、粳米 30 克。

功效：健脾益胃，行气利水。

做法：先将白茯苓和陈皮、甘草熬水，去渣后再加入泡发好的莲子、白扁豆，和粳米一起熬粥，以莲子和白扁豆软烂为度。可另加白糖调味。

◎ 小儿脾胃阴虚食疗

1. 粟米山药粥

食材：粟米 50 克、淮山药 25 克、白糖适量。

功效：补脾益气，安神滋阴。

做法：将粟米淘洗干净；山药去皮洗干净后切成小块。锅置火上，放入适量清水，下入粟米和山药块，用文火煮至粥烂熟，放入白糖调味煮沸即成。

2. 枸杞山药粥

食材：鸡胸肉 30 克、山药 20 克、大米 50 克、枸杞子 10 克。

功效：健脾固肾，滋阴补阳。

做法：50 克大米淘净，加适量清水再熬成粥。适量山药去皮切小块，枸杞子冷水浸泡后洗净。粥水滚后下山药同煮，待将熬成时，下枸杞子再熬 20 分钟左右就可以了。根据孩子的口味和喜好可以加一些白糖或盐调味。

3. 麦冬沙参扁豆粥

食材：沙参、麦冬各 10 克，白扁豆 15 克，粳米 50 克。

功效：健脾养阴、润燥。

做法：将沙参、麦冬加水煮 20 分钟取汁，用此汁液与粳米、白扁豆共煮粥食用。

◉ 小儿脾虚食积食疗

1. 小米香菇粥

食材：小米 50 克、香菇 50 克、鸡内金 5 克。

功效：健脾和胃，消食化积。

做法：小米淘洗干净；香菇择洗干净后切成小块或碎末；鸡内金洗净。锅置火上，放入适量清水，下入小米和鸡内金用文火煮成粥，取其汤液再与香菇同煮至熟烂。

2. 山楂饼

食材：鲜山楂 300 克、淮山药 300 克、白糖适量。

功效：健脾导滞，和胃助食。

做法：将山楂去皮核洗净；山药去皮洗净后切成块。将山楂、山药块放入碗内，加适量白糖调匀，上笼蒸熟后压制成小饼即可食用。

3. 胡萝卜汤

食材：胡萝卜 100 克、红糖适量。

功效：健脾消食，下气和中。

做法：将胡萝卜洗净，切成小块。锅置火上放入适量清水，下入胡萝卜块煮至熟烂再加入红糖，煮沸后即可以食用。

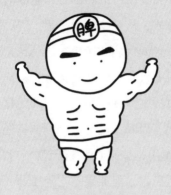

第四章

吃饭喝粥治脾虚

中医药是中华民族文化的一大辉煌成就，是中华儿女几千年来不断实践、总结、完善、发展的科学结晶。中医药膳食疗就是这些伟大成就中的一部分，它因时、因人、因地制宜，结合个人体质，从食物的形、色、气、味对食物的价值进行综合分析，影响疾病的转机，达到扶正祛邪的目的。中医药膳食疗，历史悠久，历来就受到医家及养生家重视。

不断有资料证实，食疗确有一定的治疗作用，但大部分时候是辅助作用，而非一锤定音。例如：经实验发现，芹菜有降低血压的作用，如果在坚持药物治疗的情况下常吃芹菜，可使血压更稳定，但如果不吃降压药，仅仅依靠芹菜将血压降至正常，则几乎是不可能的。另外，选择食谱时，如果不按辨证论治的原则，盲目选用，也可能产生一些不良反应。

前面提到过，脾虚有诸多表现，如疲倦乏力、食少纳呆、腹胀便溏、四肢逆冷、腹痛、呕吐、水肿、出血、闭经、带下、久泻、脱肛等。在明确病因、排除器质性疾病、分辨脾虚类型后，症状轻微的，可以考虑食疗辅助，症状明显的，则需请中医师辨证治疗。

食疗的种类繁多，形式丰富，大多以药羹、药粥、药茶、药酒为主。本文将列举一二，以供大家参考。

第一节

脾虚宜食物

一、补脾气食物

1. 山药　性平，味甘，入脾、胃、肾经，为中医"上品"之药，有补益脾胃、益肺补肾之功。适宜于脾胃虚弱所致食少便溏、腹泻带下，以及肺虚久咳、肾虚遗精等。湿盛和气滞胀满者忌食。

2. 粳米　味甘，性平，归脾、胃经，有补中益气、健脾和胃之功。适宜于中气不足所致倦怠乏力、食少便溏，脾胃不和所致呕吐、泄泻等。

3. 泥鳅　味甘，性平，归脾、肺经，有补中益气、利水祛湿之功。适宜于中气不足所致泄泻、脱肛等。

4. 豇豆　味甘，性平，归脾、肾经，有健脾、补肾之功。适宜于脾胃虚弱所致腹泻、呕吐等。气滞证和便秘者忌食。

5. 香菇　味甘，性平，有益胃气、托痘疹之功。适宜于脾胃虚弱所致食欲不振、倦怠乏力等。属于发物，麻疹和皮肤病、过敏性疾病忌食。

6. 马铃薯　味甘，性平，有补气、健脾之功。适宜于脾虚体弱、食欲不振、消化不良等。发芽的马铃薯芽与皮有毒，忌食。

7. 红薯　味甘，性平，归脾、胃经，有补脾胃、益气力、宽肠胃之功。适宜于脾胃虚弱所致形瘦乏力、纳少泄泻等。多食易引起反酸、胃灼热、胃肠道胀气。

8. 牛肉　味甘，性平，归脾、胃经，有补脾胃、益气血、强筋骨之功。适宜于脾胃虚弱所致食少便稀、中气下陷、慢性泄泻等。

二、补脾阳食物

1. 栗子　性温，味甘，归脾、胃、肾经，素有"千果之王"的美称，除有补脾健胃作用外，更有补肾壮腰之功，是老少皆宜的"补药"。适宜于脾虚食少、反胃、泄泻等。气滞腹胀者忌食。

2. 鸡肉　味甘，性温，归脾、胃经，有补中益气、益精填髓之功。适宜于脾胃虚弱所致疲乏、纳食不香、慢性泄泻等。实证、热证、疮疡和痘疹后忌食。

3. 籼米　味甘，性温，归肺、脾、心经，有补脾胃、养五脏之功。适宜于脾虚湿盛腹泻。热证、湿热证、阴虚证忌食。

4. 糯米　味甘，性温，归脾、胃、肺经，有补中益气、补肺敛汗之功。适宜于脾虚腹泻。因糯米黏滞难化，食积证、气滞证、湿证、脾虚胃弱及消化不良者忌食。

5. 白扁豆　味甘，性微温，归脾、胃经，有健脾化湿、清暑和中之功。适宜于脾虚湿盛、食少便稀、暑湿吐泻等。气滞腹胀者忌食。

6. 大枣　味甘，性温，归脾、胃经，有补益脾胃、养血安神之功。适宜于脾胃虚弱所致食少便稀、疲乏无力等。气滞、湿热和便秘者忌食。

7. 南瓜　性温，味甘，入脾、胃经，能补中益气、润肺化痰、解毒杀虫。其所含的丰富果胶，可"吸附"细菌和有毒物质，包括重金属（如铅等），起到排毒作用。同时，果胶可保护胃部免受刺激，用南瓜煮粥或汤食用可减少溃疡，滋养肠胃。

8. 猪肚　味甘，性温，有补益脾胃之功。适宜于虚弱、泄泻等，近代用于胃下垂和消化性溃疡。

三、补脾阴食物

1. 鲈鱼　又称花鲈、鲈子鱼，性平，味甘，既能补脾胃，又可补肝肾、益筋骨。凡肝肾阴虚或脾虚胃弱者皆宜。

2. 兔肉　味甘，性凉，有补中益气、凉血解毒之功。适宜于脾虚食少、血热便血、胃热呕吐、反胃、肠燥便秘等。虚寒、泄泻者忌食。

3. 桂鱼　味甘，性平，归脾、胃经，有补脾胃、益气血之功。适宜于脾胃虚弱所致食欲不振。虚寒证、寒湿证忌食。

4. 蜂蜜 味甘，性平，归脾、肺、大肠经，有补脾缓急、润肺止咳、润肠通便之功。适宜于脾胃虚弱之胃痛、津亏肠燥之便秘，近代用于消化性溃疡。湿证、湿热证、胃胀、腹胀、呕吐、便稀者忌食；不宜与葱、莴苣同食。

5. 莲子 性平，味甘、涩，入心、脾、肾经，有补脾止泻、益肾涩精、养心安神之功。适宜于脾虚久泻、遗精带下、心悸失眠等。

6. 菠菜 味甘，性凉，有润燥养肝、益肠胃、通大便之功。菠菜可促进胃和胰腺分泌，增食欲，助消化；丰富的纤维素还能帮助肠道蠕动，有利于排便。

第二节

脾虚宜食疗方

一、泄泻

⚕ 脾阳虚型

脐腹冷痛不适，完谷不化，腹部喜暖，泻后则安，形寒肢冷，甚则久泻不止，中气下陷，脱肛等。治宜温阳健脾，祛湿止泻。

1. 姜椒鱼羹

材料：鲫鱼 500 克，生粉、生姜、花椒、香菜适量，料酒、酱油、香醋等调味料适量。

做法：首先将鲫鱼清洗干净，放入锅中加入适量清水、生姜、花椒及料酒，大火煮熟；等鱼肉熟后捞出，去除鱼肉中的骨刺并切碎；接着在锅中添加适量的高糖、酱油、香醋，然后倒入鱼肉；开火煮一段时间后，倒入用水化开的生粉，一边倒一边均匀搅拌；等汤羹变得黏稠，鱼肉浮起时，加入适量香菜和各类调味，即可出锅食用。生姜、花椒都是温补之物，可以起到温阳散寒的作用，和鲫鱼一起做成鱼羹，味道十分鲜美。

适应证：脾胃虚寒或受凉后导致的腹泻、腹痛。

注意事项：口干舌燥、心烦易怒、面红目赤、大便干结等阴虚火旺患者不宜食用。

2. 荔枝淮山莲子粥

材料：荔枝干 10 个、山药 15 克、莲子 10 克、大枣 10 枚、大米适量。

做法：将荔枝干、山药、莲子、大枣、大米适量加水煮成粥，调味食之，每天 1 次。

适应证：此粥具有健脾益气、调中和胃的功效。适用于脾胃虚寒之久泻。

注意事项：口干舌燥、心烦易怒、面红目赤、大便干结等阴虚火旺患者不宜食用。

3. 八珍糕

材料：薏苡仁、芡实、白扁豆、莲子、山药各 90 克，党参、茯苓各 60 克，白术 30 克，白糖 240 克，白米粉适量。

做法：将上述药食同源之品共研细末，同白米粉适量混匀，加水和匀，蒸熟为糕。可随意食之。若切块、烘干后可储存，平素常食。

适应证：此款糕点具有益气、健脾、渗湿的功效。凡慢性肠炎属脾虚泄泻者服之最宜。

注意事项：八珍糕储存时谨防发霉变质影响食用。

4. 莲子炖鸡

材料：莲子 15 克，白果、胡椒各 5 克，乌骨鸡 1 只，调味品适量。

做法：将乌骨鸡去毛杂、洗净、切块，加清水适量煮沸后，下莲子、白果、胡椒等，煮至鸡肉熟烂，以食盐调味服食。

适应证：本方可补肾健脾，适用于脾阳虚衰、肾阳不足之白带清稀、淋漓不尽，以及腹痛便溏等。

注意事项：面红目赤、口干舌燥等阴虚火旺患者不宜食用，对任一成分过敏者不宜食用。

⊙ 脾气虚型

大便时溏时泻，迁延反复，食少，食后腹胀不适，稍进油腻食物，则大便次数增加，面色萎黄，神疲倦怠，舌质淡，苔白，脉沉细。治宜益气健脾止泻。

1. 党参炒米茶

材料：党参20克、炒米30克，水适量。

做法：用适量的党参、炒米加水4～5碗，煎至1碗半，代茶饮，隔天1次。

适应证：此茶具有补中益气、健脾和胃的功效，适用于脾气虚之久泻者。

注意事项：口干舌燥者慎用，隔日一次，中病即止。

2. 莲子粥

材料：莲子20克，大米或糯米50克。

做法：将莲子研成粉，大米或糯米淘洗干净，两者同放锅中，加适量清水，以武火烧沸后，转文火煮至粥成，每日2次，作早、晚餐服食。

适应证：本品具有养心益肾、补脾涩肠的功效，适用于体弱失眠以及脾肾阳虚之慢性腹泻、夜间多尿等症。

注意事项：脾胃虚寒者建议用适量糯米，容易消化不良者建议用适量大米，视个人喜好而定。

3. 莲子茯苓糕

材料：莲子肉、糯米（或大米）各200克，炒香；茯苓100克（去皮），白糖适量。

做法：将上述食材共研为细末，加白糖适量，拌均匀，加水使之成泥状，蒸熟，待冷却后压平、切块即成。茯苓为补脾利湿药，与莲子肉、糯米一同蒸糕食用，则补脾益胃之功尤著。

适应证：脾胃虚弱所致饮食不化、大便溏稀等症。

注意事项：糖尿病患者酌情食用。

4. 参芪炖猪肚

材料：猪肚1只，黄芪10克，白术10克，党参10克，山楂10克，陈皮10克，生姜6片，大枣50克，枸杞子10克，食盐、味精等调味品适量。

做法：将猪肚洗净置锅内，加清水淹没加盖，用大火煮沸，去掉浮沫，捞起切成寸条。然后将上述中药洗净，与猪肚一起入锅（除枸杞子外），加水煮熟后，加入枸杞子，再煮5分钟即可食用。用时加食盐、味精等调味品，每天中、晚餐作菜肴食用。

适应证：本食疗方以补中益气健脾药为主，和胃理气药为辅，使脾阳振奋，脾气健运，益气升清，则泄泻自止。适宜于大便时溏时泻，便中夹不消化食物，稍进油腻食物，则大便次数明显增多，饮食减少；左上腹胀闷不舒，面色萎黄，肢倦乏力，舌淡苔白。凡此类脾胃虚弱型泄泻患者，不妨一试。

注意事项：高尿酸血症患者不可久服，对任一成分不耐受者可减量食用。

二、腹痛（脾胃阳虚型）

腹痛绵绵，时作时止，喜温喜按，形寒肢冷，神疲乏力，气短懒言，胃纳不佳，面色无华，大便溏稀，舌质淡，苔薄白，脉沉细。治宜温阳健脾，和胃止痛。

1. 良姜肉桂陈皮粥

材料：高良姜 25 克，小茴香 6 克，肉桂 2～3 克，当归 2～3 克，广陈皮 3 克，山楂 6 克，粳米 100 克，红糖适量。

做法：先将高良姜、小茴香、肉桂、当归、陈皮、山楂入砂锅后加水煎汤煎取浓汁，去渣。另煮粳米，待粥成，调入药汁及红糖。

适应证：脾胃阳虚之腹痛，喜温喜按；形寒肢冷等症。

注意事项：阴虚燥热及糖尿病患者慎用。

2. 花椒鸡蛋饼

材料：鸡蛋 2 只，花椒 15 克，花生油少许。

做法：先将花椒捣烂研成粉末，后将花生油倒入锅底烧热，打入鸡蛋，同时将花椒末调入鸡蛋中，炒熟趁热食用。

适应证：本品具有温中止痛、散寒除湿、和胃止痛的功效。凡腹痛伴有形寒肢冷、大便溏稀的患者可以尝试食用。

注意事项：鸡蛋过敏者慎用。

3. 胡椒姜糖饮

材料：鲜生姜3片，白胡椒7粒，红糖1.5克。

做法：将生姜与白胡椒一起先捣烂，然后将红糖加入调和，用开水冲服，趁热服用，每日1～2次。

适应证：本品具有温中散寒、和胃止痛的功效，适用于腹痛绵绵、时作时止、喜温喜按，形寒肢冷、大便溏稀等症。

注意事项：咽喉肿痛等热证患者慎用，糖尿病患者不可多服。

4. 鲫鱼汤

材料：大鲫鱼约1 000克，荜茇、砂仁、生姜、陈皮、胡椒各10克，肉桂5克。

做法：先将鲫鱼去鳞洗净，去除内脏及鱼鳃，在鱼腹内装入陈皮、砂仁、荜茇、生姜、胡椒、肉桂，将鲫鱼用油稍煎后，再加适量水，炖煮成汤，调味即成。

适应证：本品具有温中止痛、散寒除湿的功效，适用于腹痛、便溏等脾胃阳虚患者。

注意事项：慢性肾脏病患者及痛风患者忌久服。

5. 淮药酥

材料：淮山药250克，黑芝麻10克，生姜10克，白糖100克，植物油适量。

做法：将淮山药去皮，切成菱角块状，黑芝麻炒香待用，生姜捣汁待用，将锅烧热，放入植物油，烧至油六成热时，将淮山药块放入锅中，炸至淮山药块外硬肉软，浮在油面时即可捞出。烧热锅，用油滑锅，放白糖，姜汁，加少许水，煮至糖汁成米黄色，用筷子挑起糖汁成丝状时，将淮山药块倒入，不停地翻动，使淮山药块外面包一层糖浆，然后撒上黑芝麻即成。

适应证：本品适用于腹胀腹痛、食少纳呆等脾胃阳虚患者。

注意事项：阴虚燥热及糖尿病患者慎用。

三、水肿

脾阳虚水泛型

肢体浮肿，腰以下为甚，按之凹陷不起，脘腹痞满胀闷，纳呆，便溏，面色萎黄，畏冷肢凉，小便短少，大便或溏，舌淡胖，苔白腻或白滑，脉沉缓或沉弱。治以温润脾阳、化湿利水消肿。

1. 鲫鱼赤豆砂仁汤

材料：鲫鱼一条（250～300克），赤小豆100克，砂仁10克，生姜、葱、黄酒、食盐等调味品适量。

做法：将赤小豆用水泡胖，除去鲫鱼的鳞、鱼鳃及内脏后，洗净。把鲫鱼与赤小豆一起放入砂锅内，中药砂仁10克打碎包之纳入鱼腹，再放入少许生姜、葱、黄酒及适量水，文火清炖，3 小时以上为宜，最后加盐，吃肉喝汤。

适应证：本品具有温阳化气利水的功效，适用于肢体浮肿、脘腹胀满不适、畏寒肢冷、大便溏稀等症。

注意事项：食盐适量即可，不可过量，以免加重容量负荷。

2. 蚕豆糕

材料：蚕豆 250 克，红砂糖 150 克，生姜 20 克。

做法：先将生姜捣汁备用，再将蚕豆以水泡发后剥去皮，加水煮烂，趁热加入红砂糖、姜汁，拌匀，压搅成泥，待冷，以洁净的瓶盖为模，把糕料填压成饼状即成，随量当点心吃。

适应证：此糕点具有温润脾阳、利水消肿的功效，适用于肢体浮肿，脘腹胀满不适，食少纳呆、畏寒肢冷、大便溏稀等脾阳虚衰证。

注意事项：糖尿病患者慎用。

3. 赤小豆冬瓜黑鱼汤

材料：黑鱼一条（250～300 克），带皮冬瓜 500 克，赤小豆 60 克，葱白 3 根，带皮生姜少许。

做法：将黑鱼除去鳞、鱼鳃及内脏后，洗净；冬瓜洗净切块；生姜洗净切片；把赤小豆、葱白淘净。将上述原料放入锅中，加入适量水炖烂。

适应证：本品具有温润脾阳、化湿利水消肿的功效，适用于肢体浮肿，按之凹陷不起，畏冷肢凉、小便短少、大便溏稀等症。

注意事项：尽量不加盐，以免加重容量负荷，痛风患者不宜长期食用。

4. 鹌鹑玉米扁豆粥

材料：鹌鹑2只，大米200克，玉米60克，白扁豆25克，大枣60枚，带皮生姜15克。

做法：将鹌鹑去毛及内脏，大米、玉米、白扁豆、生姜、大枣等洗净，按常法煮作粥，可加少量酒调味食用，温食，也可代餐食用。

适应证：本品具有补益五脏、利水消肿的功效，适用于脾肾阳虚症见肢体浮肿、纳呆、畏寒肢冷、大便溏稀等。

注意事项：糖尿病患者慎用，尽量清淡少盐。

◎ 脾气虚水泛型

下肢肿胀，按之凹陷不易恢复，面色萎黄，神疲乏力，声低气短，小便短少，舌淡苔白滑，脉弱。治以健脾益气、利水消肿。

1. 红景参芪鸭

材料：红景天30克，党参、黄芪各15克，青鸭1只，猪瘦肉100克，葱、姜、醋、精盐、黄酒等调味品各适量。

做法：将红景天洗净、切段，党参、黄芪切片，青鸭宰杀后去其毛杂及内脏，猪肉切块。将处理好的青鸭、猪肉与红景天、党参、黄芪一起入锅加适量清水炖煮，煮至鸭肉熟后放入葱、姜、醋、精盐、黄酒等调味品即可食用。

适应证：此食疗方具有益气健脾、补虚生血的功效，尤其适合伴有眩晕、面色无华、心悸等症状的水肿患者食用。

注意事项：食盐适量即可，痛风及慢性肾脏病患者慎用。

2. 黄芪炖鲈鱼

材料：黄芪30克，鲈鱼1条（约重500克），葱、姜、醋、精盐、黄酒等调味品各适量。

做法：将鲈鱼宰杀后去其鳞、鱼鳃及内脏，黄芪用纱布包好，并将鲈鱼与此药包一起放入砂锅中，再向此砂锅中加入适量的清水及葱、姜、醋、精盐、黄酒等调味品，先用武火烧沸，再用文火煮至鱼肉熟后，捞出药包即成，可食鱼饮汤。

适应证：本品具有健脾益气、利水消肿的功效，适用于下肢肿胀、面色萎黄、神疲乏力等脾虚水停证。

注意事项：食盐适量即可，痛风及慢性肾脏病患者不可久服。

3. 黄芪茯苓炖鸡

材料：取童子鸡1只，黄芪、茯苓各30克，葱、姜、精盐、料酒等调味品各适量。

做法：将童子鸡宰杀后去其毛杂及内脏，黄芪、茯苓用纱布包好，将此药包放在鸡腹中，将处理好的童子鸡与适量的葱、姜、精盐、料酒等调味品一起放入大碗中，上锅隔水蒸熟后取出药包即成，可吃肉喝汤。

适应证：本品具有补虚利水的功效，尤其适合伴有面色苍白、头晕目眩、少气懒言、神疲乏力等脾气虚证水肿患者食用。

注意事项：食盐适量即可，痛风及慢性肾脏病患者不可久服。

4. 枸杞小枣蒸鲫鱼

材料：鲫鱼 5 条（每条约重 100 克），枸杞子 10 克，小枣 10 枚，葱、姜、精盐、料酒、醋等调味品各适量。

做法：将鲫鱼杀死后去其鳞杂、鱼鳃及内脏，将小枣、枸杞子混合后分成 5 份分别放在 5 条鲫鱼的腹中。将这 5 条鲫鱼放在蒸盘内，加入适量的葱、姜、精盐、料酒、醋及清汤，上笼蒸熟后即可食用。

适应证：本品具有健脾益气、利水消肿的功效，适用于下肢肿胀、面色萎黄、神疲乏力、头晕目眩等脾虚水停证。

注意事项：食盐适量即可，痛风及慢性肾脏病患者不可久服。

5. 黄芪苓术大枣粥

材料：黄芪 30 克，山药 30 克，茯苓皮 30 克，大枣 30 克，白术 15 克，大米 100 克。

做法：先将黄芪、白术、山药、茯苓皮、大枣（去核）水煎取汁，再加大米煮为稀粥。

适应证：本品可健脾补气、利湿消肿，适用于下肢肿胀、神疲乏力、面色萎黄等症。

注意事项：糖尿病患者慎用。

四、闭经

🌀 脾气虚型

月经由量少色淡而渐至闭经，面色苍白或萎黄，心悸怔忡，气短懒言，神疲乏力，舌淡，苔白，脉细弱无力。治以补益脾气，养血调经。

1. 首乌黄芪乌鸡汤

材料：乌鸡肉 200 克，制何首乌 20 克，黄芪 15 克，大枣 10 枚。

做法：将黄芪、制何首乌洗净，用棉布袋装，封口，大枣去核洗净，乌鸡肉洗净，去脂肪，切成小块。把全部用料一齐放入砂锅内，加适量清水，武火煮沸后，文火煮 1 小时，去药袋后，调味即可，随量饮用。

适应证：本品可益气补血调经，主治脾胃气血虚弱之闭经，适用于月经量少、面色苍白或萎黄、虚弱乏力、纳呆食少等症。

注意事项：阴虚火旺之闭经慎用。

2. 当归红枣粥

材料：当归 15 克，粳米 50 克，大枣 10 枚，红糖适量。

做法：将当归用温水浸泡片刻，加水 200 毫升，先煎浓汁约 100 毫升，去渣取汁，入粳米、大枣、红糖，再加水 300 毫升左右，煮至米开汤稠为度。

适应证：本品可补血调经，主治气血虚弱之闭经。凡面色苍白或萎黄、心悸怔忡、气短懒言、神疲乏力之闭经患者均可食用。

注意事项：阴虚火旺之闭经慎用。

3. 鸽肉葱姜粥

材料：鸽肉 150 克，猪肝末 100 克，粳米 100 克，葱、姜末 20 克，料酒 10 克，胡椒末 1 克，麻油、食盐、味精各适量。

做法：将鸽肉去净骨刺切块，放入碗内，加猪肝、葱、姜末、料酒及盐，拌匀备用。粳米淘洗干净，下锅，加 1 000 毫升水，烧开后放入鸽肉等，共煮成粥时调入麻油、味精及胡椒粉即可。

适应证：本品可补益脾气、养血调经，适用于月经由量少色淡而渐至闭经，面色苍白或萎黄，气短懒言、神疲乏力等症。

注意事项：阴虚火旺之闭经慎用。

4. 老母鸡煲木耳红枣

材料：老母鸡 1 只，木耳 30 克，大枣 15 枚，麻油、食盐、味精各适量。

做法：将老母鸡宰杀好，去毛洗净，与泡发的木耳、大枣同入砂锅中煮，煮熟后加入食盐、味精等调味即可。

适应证：本品具有补益脾气、养血调经的功效，适用于月经量少、色淡，神疲乏力、气短懒言、面色苍白或萎黄之闭经。

注意事项：阴虚火旺之闭经慎用。

☯ 脾阳虚型

月经初潮较迟，或由月经量少逐渐至闭经，疲倦乏力、腰酸腿软，畏寒肢冷，头晕耳鸣，舌淡红、苔少，脉沉弱或细涩。治以温补脾阳，养血调经。

1. 鹿茸炖乌鸡

材料：鹿茸 10 克，乌鸡 1 只，麻油、食盐、味精各适量。

做法：将乌鸡宰杀后去毛及内脏，洗净，切成小块，与鹿茸齐放入炖盅内，加适量开水，炖盅加盖，文火隔开水炖 3 小时，调味即可，随量饮用。

适应证：本品具有温阳补肾、养血调经的功效，适用于疲倦乏力、畏寒肢冷、腰酸腿软、头晕耳鸣之闭经。

注意事项：口干舌燥、心烦易怒等阴虚燥热之闭经慎用。

2. 枸杞蒸鸡

材料：枸杞子 15 克，当归 10 克，制何首乌 15 克，子母鸡 1 只，料酒、食盐、胡椒粉、生姜、葱等调味品适量。

做法：将子母鸡去毛宰杀后洗净，放入锅内用沸水汆透，捞出放入凉水内冲洗干净，沥尽水分，再把上述 3 味中药放入鸡腹内，然后同葱、姜等调料一起放入盆内，加适量水，将盆盖好，用湿棉纸封住盆口，上笼蒸 2 小时取出。将棉纸揭去，拣去姜、葱及药物，加入味精即可食用。

适应证：本品具有温补脾肾、养血调经的功效，适用于疲倦乏力、腰酸腿软、头晕耳鸣之闭经。

注意事项：口干舌燥、心烦易怒等阴虚燥热之闭经慎用。

3. 当归羊肉羹

材料：当归 25 克，枸杞子 15 克，何首乌 10 克，羊肉 500 克，料酒、食盐、味精、葱、姜等调味品适量。

做法：将当归、枸杞子、何首乌用纱布包好扎紧口，与洗净的羊肉、葱、姜、食盐、料酒一起置砂锅内，加适量水，先用大火煮沸，再改小火炖至羊肉烂熟，弃药加入味精，食肉饮汤。

适应证：本品具有温补脾肾、养血调经的功效，适用于畏寒肢冷、腰膝酸软、疲倦乏力、头晕耳鸣之闭经。

注意事项：口干舌燥、心烦易怒等阴虚燥热之闭经慎用，痛风患者不宜久服。

4. 桂圆粥

材料：干龙眼肉（桂圆肉）10 克，薏苡仁 30 克，红糖 1 匙。

做法：将干龙眼肉与薏苡仁同煮粥，加红糖 1 匙即可食用，每日 1 剂。

适应证：本品具有温补脾肾、养血调经的功效，适用于畏寒肢冷、腰膝酸软之闭经。

注意事项：龙眼肉性温，阴虚火旺者不宜食，糖尿病患者慎用。

☺ 脾阴虚型

经血由少而渐至停闭，五心烦热，两颧潮红，睡眠盗汗，或骨蒸劳热，或咳嗽唾血，舌红、苔少，脉细数。治以滋阴清热调经。

1. 龟鳖子鸡汤

材料：乌龟1只，甲鱼（鳖）1只，童子鸡1只，龟膏、阿胶各少量，调味品适量。

做法：将乌龟、甲鱼、童子鸡洗净取肉，与龟膏、阿胶同放入锅中，加适量水用小火煨汤，调味食之，食龟、鱼、鸡肉，饮汤。

适应证：脾阴虚所致的闭经，症见五心烦热、两颧潮红、睡眠盗汗等。

注意事项：阳虚患者慎用。

2. 冬虫草炖鸭

材料：雄鸭1只（约500克），冬虫夏草10克，食盐、葱、姜等调料适量。

做法：雄鸭去毛及内脏洗净，放砂锅内，加冬虫夏草、食盐、葱、姜调料适量，加水以小火煨炖，熟烂即可食用。

适应证：本品具有滋阴清热、调经的功效，适用于五心烦热、两颧潮红、咽干口燥、睡眠盗汗之闭经。

注意事项：阳虚患者慎用。

3. 鸽蛋百莲汤

材料：鸽蛋2个，川百合20克，莲子肉30克，白糖适量。

做法：将鸽蛋去壳，与川百合、莲子肉共放锅中，加适量水煮至蛋熟后，加糖，食蛋饮汤。

适应证：本品具有养阴清热调经的功效，适用于口干舌燥、骨蒸劳热、两颧潮红、睡眠盗汗之闭经。

注意事项：阳虚患者慎用。

4. 二母元鱼

材料：甲鱼 1 只，知母 15 克，川贝母 15 克，黄酒及盐等调味品适量。

做法：将甲鱼去头及内脏，切块放碗内；知母、川贝母洗净混于肉块中，再放入黄酒及少量盐，加水没过肉块，放入蒸锅内蒸 1 小时后，去药食鱼饮汤。

适应证：阴虚血燥之闭经，症见五心烦热、多梦易醒、夜间盗汗等。

注意事项：阳虚患者慎用。

5. 当归益母茶

材料：当归 8 克，益母草 10 克。

做法：将上述两种药材用沸水冲泡或以水煎取淡药液代茶饮用，每日可 2 剂或以上。

适应证：阴虚血燥之闭经，症见月经量少、有血块，口干烦热等。

注意事项：阳虚患者慎用。

五、便秘

🩺 脾气虚型

大便并不干硬，虽有便意，但排便困难，用力努挣则汗出气短，便后乏力，面白神疲，肢倦懒言，舌淡苔白，脉弱。治以补脾益气、润肠通便。

1. 红薯大枣羹

材料：红薯 200 克，大枣 30 克，蜂蜜适量。

做法：将红薯削皮切碎后和大枣一起入锅，在锅内加入 500 毫升清水，用武火将红薯、大枣熬至黏稠状时，再加入蜂蜜搅匀，然后用文火再煮 10 分钟即成，此羹可每日吃 1 次。

适应证：此羹具有补中益气的作用，适合气血虚弱的便秘患者食用。

注意事项：阴虚燥热之便秘慎用。

2. 米汤蛋花汤

材料：热米汤一碗，蜂蜜 20 毫升，鸡蛋 1 个。

做法：先将鸡蛋打入碗中，加入蜂蜜后搅匀，然后冲入热米汤，再放置 15 分钟即成。此汤可在每日早饭前服用。

适应证：此汤具有补中益气、润肠通便的功效，特别适合因气虚引起的便秘者食用。

注意事项：阴虚燥热之便秘慎用。

3. 土豆蜜膏

材料：鲜土豆 1 000 克，蜂蜜适量。

做法：将鲜土豆洗净去皮，用擦刮刀擦成细丝，捣烂，以洁净纱布绞汁，取土豆汁放在锅中，先以大火，后以小火煎熬浓缩至稠黏时，加入蜂蜜 1 倍，再煎至稠黏如蜜时，停火，待冷却时装瓶备用。每次一汤匙，直接食用，每日 2

次，空腹时用。

适应证：面色苍白、神疲乏力、少气懒言之便秘。

注意事项：阴虚燥热之便秘慎用。

4. 松仁枸杞粥

材料：松仁 20 克，枸杞子 30 克，粳米 150 克。

做法：取松仁、枸杞子同粳米煮粥，早、晚食用。

适应证：此粥具有补虚、养血、润肠燥的功效，老年慢性便秘患者可经常食用。

注意事项：阴虚燥热之便秘慎用。

❸ 脾阴虚型

大便干结，如羊屎状，形体消瘦，头晕耳鸣，两颧红赤，心烦少眠，潮热盗汗，腰膝酸软，舌红少苔，脉细数。治以滋阴清热，润燥通便。

1. 桑椹蜜膏

材料：鲜桑椹 1 000 克（或干品 500 克），蜂蜜 300 克。

做法：鲜桑椹（或干品）洗净，加适量水煎煮，每 30 分钟取煎液 1 次，加水再煮，共取煎液 2 次，合并煎液，再以小火煎熬浓缩，至较稠黏时，再加蜂蜜，至沸停火，待冷装瓶备用，每次 1 汤匙，以沸水冲化饮用，每日 2 次。

适应证：两颧红赤、头晕耳鸣、心烦少眠、潮热盗汗、腰膝酸软之便秘。

注意事项：脾气虚、脾阳虚患者不宜食用。

2. 百合羹

材料：百合 250 克，蜂蜜适量。

做法：将百合加适量清水煮成糊状，然后加入蜂蜜拌匀即成。此羹可每日吃 1 次。

适应证：此羹具有润燥滑肠的功效，适合因肠燥津亏引起的便秘者食用。

注意事项：腹胀、便溏等脾阳虚患者不宜食用。

3. 木耳鹌鹑蛋汤

材料：白木耳 50 克，鹌鹑蛋 5 个，冰糖 30 克。

做法：先将鹌鹑蛋煮熟去皮待用，再将白木耳用清水浸泡 12 小时，然后加入冰糖和鹌鹑蛋一同炖煮 10 分钟即成。此汤可在每天早晨空腹时食用。

适应证：两颧红赤、头晕耳鸣、心烦少眠、潮热盗汗、腰膝酸软之便秘。

注意事项：腹胀、便溏等脾阳虚患者不宜食用。

4. 三仁糕

材料：杏仁 30 克，芝麻仁 60 克，郁李仁 30 克，蜂蜜 200 克，面粉 500 克。

做法：将杏仁、郁李仁去皮尖，并芝麻仁文火焙干，研为细末，混入面粉、蜂蜜，加适量水，反复搅拌，成形，放入烤箱内加温烤熟即成，三餐皆可食。

适应证：此款糕点具有润肠通便、润肺止咳的功效，适用于肠燥津亏之脘腹胀满、便秘，肺津亏耗之干咳无痰或痰中带血、口咽干燥、潮热、舌红少苔、脉细数等症。

注意事项：腹胀、便溏等脾阳虚患者不宜食用，糖尿病患者不宜多食。

🌀 脾阳虚型

大便干或不干，排出困难，小便清长，面色㿠白，四肢不温，腹中冷痛，或腰膝酸冷，舌淡苔白，脉沉迟。治以温补脾阳，润肠通便。

1. 黄酒核桃泥汤

材料：核桃仁5个，白糖50克，黄酒50毫升。

做法：将核桃仁和白糖放在瓷罐或瓷碗中，用擀面杖捣碎成泥，再放入锅中，加入黄酒，用小火煎煮10分钟，每日食用2次。

适应证：脾阳虚衰之便秘，症见面色㿠白、四肢不温、腰膝酸冷、大便排出困难等。

注意事项：阴虚燥热之便秘慎用；糖尿病患者慎用。

2. 锁蓉羊肉粥

材料：肉苁蓉15克，锁阳5克，羊肉60克，大米100克，食盐、葱花等调味料适量。

做法：先将肉苁蓉、锁阳煎煮30～45分钟，去渣取汁，再入米及羊肉煮粥，然后加入食盐、葱花等调味服食。

适应证：脾肾阳虚之便秘，症见畏寒肢冷、腰膝酸软、大便干结等。

注意事项：阴虚燥热之便秘慎用。

3. 苁蓉韭菜炒虾仁

材料：虾仁250克，肉苁蓉30克，鲜韭菜100克，花生油30克，食盐2克，味精、料酒适量。

做法：先将肉苁蓉用料酒洗净，切片，并将韭菜洗净，切成寸段。锅内花生油烧热，放入肉苁蓉片、韭菜、虾仁翻炒，加入食盐、味精炒匀即成，佐餐食用。

适应证：脾阳虚之便秘，症见小便清长、面色㿠白、四肢不温、腰膝酸冷，大便难以排出，舌淡苔白，脉沉迟。

注意事项：阴虚燥热之便秘慎用。

六、带下

🌑 脾气虚型

带下色白或淡黄，质黏稠无臭气，如涕如唾，绵绵不断，面色白或萎黄，精神疲倦，纳差或有便溏，舌质淡，苔薄白或腻，脉缓弱，治宜健脾益气，升阳除湿。

1. 芡实粥

材料：芡实米（即鸡头米）30克，核桃肉15克（打碎），大枣5个（去核），粳米30克，白糖适量。

做法：先加适量水煮芡实米、粳米，半熟时，放入核桃肉、大枣肉煮烂成粥，加入白糖，早餐食之。

适应证：脾气虚之带下，症见带下色白或淡黄，质黏稠无臭气，如涕如唾，绵绵不断，面色白或萎黄，神疲乏力，纳差便溏，苔薄白或腻，脉缓弱。

注意事项：阴虚燥热或湿热者慎用。

2. 薏米茯苓山药粥

材料：薏苡仁（薏米）60克，茯苓（研粉）20克，山药30克，粳米100克，大枣20枚，红糖适量。

做法：将上述食材共加水煮成粥，再加适量红糖调味，服食，每日1次，连用7～10天。

适应证：脾气虚之带下，症见带下色白或淡黄，面色白或萎黄，疲倦乏力，纳呆食少等。

注意事项：阴虚燥热或湿热者慎用。

3. 白果薏仁猪肚汤

材料：白果10个，生薏苡仁50克，猪小肚3个，食盐等调料适量。

做法：将白果去壳、洗净，生薏苡仁洗净后放入锅中炒至微黄，食盐在猪小肚上反复揉搓，再洗净至无尿味为止。将全部原料一齐放入砂锅，加水武火煮沸后文火煮3小时，调味即可。

适应证：此款汤水具有健脾利湿止带的功效，适用于脾虚夹湿之带下，症见带下色白或淡黄、疲倦乏力、纳呆、大便稀烂等。

注意事项：阴虚燥热或湿热者慎用。

😊 脾阳虚型

带下量多，清稀如水，绵绵不断，腰腿酸软，精神萎靡，伴有小腹发冷发胀，或隐隐作痛，并伴有面色㿠白、身体乏力、手足不温，或大便溏稀，两足浮肿，舌苔薄白滑润，舌质淡红，脉迟缓细，治以温阳补脾。

1. 白果莲子炖鸡

材料：乌骨鸡 1 只（约 500 克），白果 15 克，莲子肉、糯米各 50 克，胡椒、食盐等调味品少许。

做法：将乌骨鸡宰杀好洗净，白果（去壳）、莲子肉、胡椒洗净，与浸泡好的糯米同入鸡肚内，用线缝好，放入锅中，加水后文火隔水炖 3 小时，最后调味即可。

适应证：脾阳虚衰之带下，症见白带清稀如水，绵绵不断，伴有小腹冷痛、手足不温、大便溏稀者。

注意事项：阴虚燥热之带下慎用。

2. 核桃瘦肉汤

材料：猪瘦肉 500 克，核桃肉 60 克，莲子肉、芡实各 30 克，大枣 5 枚。

做法：将猪瘦肉、核桃肉、莲子肉、芡实、大枣分别洗净后放入锅中，加水武火煮沸后，文火煲 3 小时即可。

适应证：本品具有补益脾肾、收敛止带的功效，尤其适用于脾肾两虚、固摄无力引起的白带量多、质地清稀、带下不止者。

注意事项：阴虚燥热之带下慎用。

3. 羊肉羹

材料：羊肉 50～100 克切细，胡萝卜根切薄片，草果 3 克，陈皮 3 克，高良姜 3 克，荜茇 3 克，胡椒 3 克，葱白

10厘米，盐、白面适量。

做法：先将草果、陈皮、高良姜、荜茇、胡椒等佐料用纱布包扎，与羊肉、萝卜同煮，熬成汤汁，入葱、盐，加面粉，做羹剂食之。如不做面羹，也可将汤料澄清，煮米做粥食之。

适应证：本品具有温补脾肾、收敛止带的功效，尤其适用于脾肾两虚、固摄无力引起的白带量多，质地清稀，带下不止，伴有腰膝软弱、疲倦乏力、手足不温、大便溏稀者。

注意事项：阴虚燥热之带下慎用。

4. 山药莲枣桂圆粥

原料：生山药100克，莲子30克，龙眼肉（桂圆肉）15克，荔枝肉3～5个（鲜者佳），五味子3克，大枣10枚，糯米100克，冰糖适量。

做法：将生山药去皮切丁备用，然后将山药丁、莲子、龙眼肉（桂圆肉）、荔枝肉、大枣、五味子、糯米洗净后同煮为粥即可，加入冰糖调服。

适应证：本品具有健脾补肾止带的功效，适用于脾肾虚寒所致的白带清稀者。

注意事项：阴虚燥热之带下慎用。

☯ 脾阴虚型

带下黄白或黄赤，质黏稠，有臭味，量多，小腹胀痛或有热感，或阴道瘙痒，并伴有口苦、恶心欲吐、饮食不香，小便黄热，舌苔黄腻、舌质红，脉滑数。治以养阴清热，利湿止带。

1. 金针菜百合炒肉

材料：金针菜 60 克，百合 30 克，猪瘦肉 100 克，盐、糖、酱油、生粉、味精等调味品适量。

做法：将猪瘦肉洗净切片，加入盐、糖、酱油、生粉、味精等拌匀，腌制 10 分钟备用。金针菜、百合用沸水浸泡 10 分钟后捞出洗净。起油锅，下金针菜、百合与适量盐炒匀，再加入猪肉炒熟即可。

适应证：本品具有养阴清热、利湿止带的功效，适用于脾阴虚所致的白带色黄或黄赤，质黏稠，有臭味，量多或阴道瘙痒，并伴有口苦、小便黄热，舌苔黄腻、舌质红，脉滑数。

注意事项：阳虚导致的带下清稀如水者慎用。

2. 蛋清马齿苋汁

材料：生鸡蛋 2 只，鲜马齿苋 100 克。

做法：先将马齿苋捣汁备用，再将蛋清与马齿苋汁共和匀饮服，每日 2 次。

适应证：本品适用于脾阴虚所致的白带色黄或黄赤，阴道瘙痒，并伴有口苦、小便黄热等症。

注意事项：阳虚导致的带下清稀如水者慎用。

3. 赤小豆扁豆粥

材料：赤小豆 100 克，白扁豆（捣碎）30 克，芡实（捣碎）30 克，百合 30 克，粳米 100 克，白糖适量。

做法：将上述食材加水共煮成粥，再放入适量白糖调味，做早餐或夜宵食之。

适应证：本品具有养阴清热、利湿止带的功效，适用于带下黄白或黄赤、口干、纳差、大便稀等症。

注意事项：阳虚导致的带下清稀如水者慎用。

4. 白果冬瓜子饮

材料：白果 10 个，冬瓜子 30 克，莲子肉 15 克，胡椒子 3 克，白糖适量。

做法：将上述食材用水熬煮后去渣，加入白糖调匀，每日服用两三次，每次一小杯。

适应证：本品具有养阴清热、利湿止带的功效，适用于带下黄白或黄赤、纳呆食少、口苦口干、大便溏稀等症。

注意事项：阳虚导致的带下清稀如水者慎用。

七、心悸、失眠

脾气虚型

开始不能入睡，到后半夜或近天亮才睡着，伴有心悸、健忘、倦怠、面色少华，舌质淡，脉虚弱。主要由于思虑太过，劳逸失调，损伤心脾气血，心神失养所致。治以益气健脾，养心安神。

1. 鲫鱼糯米粥

材料：鲫鱼 1～2 条，糯米 60 克，生姜、葱花及食盐、麻油等适量。

做法：将鲫鱼去鳞、腮及内脏洗干净，糯米洗净放入锅内，加水先用武火煮开，再用文火慢慢熬到稠汤粥时食。食用时添少量碎生姜、细盐、麻油及葱花。

适应证：鲫鱼、糯米是群众所喜欢的食物，一为鱼中佳味，一为粮中上品，合而煮粥，长期坚持，对神经衰弱引起的头晕、眼花、心慌、精神不振、出虚汗、气短懒言，有较好的治疗作用。鲫鱼性味甘、温，能和胃健脾、补虚扶正，《日华子本草》说它："温中下气，补不足"。糯米性味甘淡、平，能补脾益气、缓中，《本草纲目》说它："暖脾胃"。

注意事项：阴虚火旺所致的心悸、失眠慎用。

2. 茯苓饼

材料：茯苓细粉、米粉、白糖各200克。

做法：将上三味原料加适量水，调成糊，以微火在平锅里摊烙成极薄的煎饼。

适应证：本品具有健脾补中、宁心安神的功效，适用于气虚体弱所致的心悸、气短、神衰、失眠及浮肿、大便溏稀等，可经常随量吃。

注意事项：阴虚火旺所致的心悸、失眠慎用。糖尿病患者慎用。

3. 八宝粥

材料：大枣、龙眼肉（桂圆肉）各10克，芡实、薏苡仁（薏米）、白扁豆、莲子肉、山药各30克，生百合60克，小米250克，冰糖适量。

做法：先将各药洗净加水浸泡片刻，然后煎煮40分钟，再加入小米继续煮烂成粥，粥熟后加冰糖稍煮即可，每晚代食服用，连吃数日。

适应证：本品具有益气健脾、养心安神的功效，适用于心悸、健忘、倦怠、面色少华、舌质淡、脉虚弱等症。

注意事项：阴虚火旺所致的心悸、失眠慎用。糖尿病患者冰糖酌减。

4. 参枣米饭

材料：党参 10～20 克、大枣 20 枚、糯米 50 克、白糖 50 克。

做法：将党参、大枣用水同煎半小时，去党参渣，留枣参汤。糯米蒸饭，大枣铺于饭上，枣参汤加白糖煎为浓汁淋在饭上即可食用，每天 1 次。

适应证：本品具有补气养胃的功效，适用于心悸失眠、体虚气弱、乏力且缺乏食欲、肢体水肿等症。

注意事项：阴虚火旺所致的心悸、失眠慎用；糖尿病患者慎用。

☯ 脾阴虚型

一般入睡并不困难，但睡后易醒，醒后难以再入睡，伴有心烦燥热、心悸汗出、口干咽燥、头晕耳鸣、舌质红、脉细数等。治以养阴清热，宁心安神。

1. 白鸭冬瓜汤

材料：白鸭 1 只，茯神、麦冬各 30 克，冬瓜 500 克，调味品适量。

做法：取白鸭 1 只，去毛及内脏，放入茯神、麦冬各 30 克（用纱布包），给足水量，先煮一段时间，然后添放冬瓜 500 克，直至鸭肉熟透、冬瓜熟烂为止，最后放入少量调料。吃鸭肉和冬瓜，喝汤汁，分 2 ~ 3 餐食完。

适应证：经常进食白鸭冬瓜汤，能宁心、清热、滋阴、安神，对缓解心烦、失眠、多梦、口干及眩晕等症十分有益。白鸭肉性味甘、咸、凉，具有滋阴、补虚的功效；茯神，甘、淡、平，具有安神、健脾的功效；麦冬，甘、微苦、微寒，具有宁心养胃、润肺的功效；冬瓜，甘、淡、凉，具有养阴、清热、渗湿的作用。

注意事项：脾阳虚衰所致的心悸、失眠患者慎用。

2. 乌龟百合红枣汤

材料：乌龟 1 只（约 250 克），百合 30 克，大枣 10 枚，冰糖适量。

做法：取乌龟 1 只，去甲及内脏，切成块状，洗净，先用清水煮一阵儿，然后再放入百合、大枣，继续熬煮至龟肉烂熟、药物煮透为度，最后添加少量冰糖炖化。吃乌龟肉、大枣，喝汤汁，一天食完。每周食二三次。

适应证：治疗脾阴亏虚所致的头晕、失眠、心悸、怔忡、心烦等症，屡获良效。

注意事项：脾阳虚衰所致的心悸、失眠患者慎用。

3. 百麦安神饮

材料：小麦、百合各 25 克，莲子肉、首乌藤（即何首乌的藤茎）各 15 克，大枣 2 枚，甘草 6 克，冰糖适量。

做法：将小麦、百合、莲子肉、首乌藤、大枣、甘草洗净，用冷水浸泡 30 分钟，倒入砂锅中，加水至 750 毫升，用大火烧开后，小火煮 30 分钟。滤汁，存入暖瓶内，加入适量冰糖，随时皆可饮用。

适应证：此饮具有益气养阴、清热安神的功效，可治神志不宁、心烦易躁、失眠多梦、心悸气短、多汗等症，对顽固性心悸、失眠屡获奇效。

注意事项：脾阳虚衰所致的心悸、失眠患者慎用。

4. 黄连鸡子炖阿胶

材料：黄连 10 克，生白芍 20 克，鸡蛋 2 个，阿胶 50 克。

做法：先将黄连、白芍加水煮取浓汁，去渣；再将阿胶加水约 50 毫升，隔火蒸化。把药汁倒入后用慢火煎膏，即将煎成膏时放入蛋黄，拌匀即可。每晚睡前服 1 次。

适应证：心烦、心悸不安、头晕、耳鸣、健忘、腰酸梦遗、五心烦热、口干少津的失眠者。

注意事项：脾阳虚衰所致的心悸、失眠患者慎用。

☻ 脾阳虚

神疲乏力，面色少华，平素怕冷，心悸怔忡，失眠多梦，头晕健忘，纳差，腹胀，便溏，舌质淡苔白，脉沉迟。治以温阳健脾，养心安神。

1. 党参炒羊肉

材料：黄羊精肉 250 克，党参 30 克，菜籽油、生姜丝、五香粉、食盐等调味品适量。

做法：取黄羊精肉切成薄片，选上好党参，先往锅内放入菜籽油、生姜丝、盐及水，煮沸后加入党参，再过一会儿倒入黄羊肉薄片，酌加一点儿五香粉，去药吃羊肉，一天吃完。

适应证：羊肉性味甘、温，能补虚劳、扶阳气、健脾胃；党参味甘、平，能益气扶正，健脾补中，是最常用的补气药，对神经衰弱引起的精神不振、情绪低落、嗜睡、气短懒言、畏寒肢冷等症，有较好的辅助治疗作用。

注意事项：阴虚火旺之心悸、失眠慎用。

2. 大米红枣桂圆粥

材料：大米 200 克，龙眼肉（桂圆肉）10 粒，大枣 20 枚，核桃仁 20 克，黑芝麻 5 克，冰糖适量。

做法：先将大米洗净煮成稀粥，再放入龙眼肉（桂圆肉）、大枣、核桃仁、黑芝麻，烧沸，调入冰糖，再煮开，即成，每日睡前饮用 1 小碗。

适应证：本品具有益气养血安神的功效，可调理失眠、健忘、多梦等病症。

注意事项：阴虚火旺之心悸、失眠慎用。

3. 茸参子茶

材料：鹿茸片 1 克，生晒参或西洋参 3 克，五味子 5 克。

做法：将上述药材水煎代茶饮。

适应证：本款茶饮具有温阳健脾、养心安神的功效，适用于神疲乏力、面色少华、平素怕冷、心悸怔忡、失眠多梦、头晕健忘、纳差、腹胀便溏、舌质淡苔白、脉沉迟等症。

注意事项：阴虚火旺之心悸、失眠慎用。

4. 龙眼核桃参膏

材料：龙眼肉200克，核桃仁100克，西洋参片10克，大枣肉200克，蜂蜜50克。

做法：将上述食材熬煮至熟烂后制膏，每日早、中、晚各服1～2汤匙。

适应证：本膏具有温阳健脾、养心养血安神的功效，适用于神疲乏力、面色少华、平素怕冷、心悸怔忡、失眠多梦、头晕健忘等症。

注意事项：阴虚火旺之心悸、失眠慎用。

八、血证（尿血、吐血、便血、崩漏参照此法）

脾阴虚型

起病较缓，反复出血，伴有口干咽燥、颧红、潮热盗汗、头晕耳鸣、腰膝酸软等症，舌质红苔少，脉细数。治以滋阴清热止血。

1. 荸荠饮

材料：鲜荸荠500克，红糖90克。

做法：取鲜荸荠、红糖，加适量水，煮沸1小时，饮汤吃荸荠，每日1次。

适应证：本品具有清热养阴止血的功效，适用于痔疮出血伴有口干、颧红、潮热、盗汗等症状。

注意事项：气虚之血证慎用。

2. 桑葚糯米粥

材料：桑葚100克，糯米150克。

做法：将桑葚煎煮取汁，与糯米同煮成粥，每日1～2次，空腹食用。

适应证：本品具有滋补肝肾、养血止血的功效，适用于痔疮出血或月经量多，伴有口干、潮热、腰背酸软等症状。

注意事项：气虚之血证慎用。

3. 木耳柿饼羹

材料：黑木耳5克，柿饼30克。

做法：将黑木耳泡发，柿饼切块，加水同煮烂成羹，每日1～2次。

适应证：本品具有益气滋阴止血的功效，适用于痔疮出血，伴有口干、潮热、盗汗等阴虚症状。

注意事项：气虚之血证慎用。

🟠 脾气虚型

病程较长，久病不愈，反复出血，伴有神情倦怠、心悸、气短懒言、头晕目眩、食欲不振、面色苍白或萎黄等症，舌质淡，脉弱。治以益气固涩止血。

1. 山药三七粥

材料：生山药10克（打碎），三七粉10克，龙眼肉（桂圆肉）20克，炮姜炭6克，糯米200克，红糖适量。

做法：将龙眼肉（桂圆肉）、炮姜炭先煮 30 分钟，去炮姜炭渣，加山药粉、三七粉、糯米慢火共熬成粥，酌加少量红糖，每日温服 2～3 次。

适应证：脾虚血瘀所致的呕血、便血。

注意事项：阴虚之血证慎用。

2. 木耳粥

材料：黑木耳 30 克，粳米 50 克，大枣 5 枚，冰糖适量。

做法：将黑木耳用温水浸泡约 1 小时，粳米、大枣、木耳、冰糖适量，共煮成粥，早、晚各服 1 次。

适应证：脾虚气弱所致的便血等。

注意事项：气虚之血证慎用。

九、肥胖

💊 脾气虚型

肥胖臃肿，神疲乏力，身体困重，胸闷脘胀，四肢轻度浮肿，晨轻暮重，劳累后明显，饮食如常或偏少，既往多有暴饮暴食史，小便不利，便溏或便秘。舌淡胖，边有齿印，苔薄白或白腻，脉濡细。治以益气健脾祛湿。

1. 香菇冬瓜条

材料：冬瓜 500 克，水发香菇 100 克，葱花、蒜片各 10 克，精盐、味精、水淀粉、黄豆芽汤各适量，花生油 25 克。

做法：先把冬瓜削去皮，挖净瓤，切成长条；香菇洗净，去蒂，切条。冬瓜条入开水锅中煮断生后捞出，沥水；净锅上火，倒入花生油烧热，投入葱花、蒜片爆香，纳入冬瓜条、香菇条，调入精盐、味精，掺入黄豆芽汤，烧入味，勾入水淀粉，淋入香油搅匀，出锅即成。

适应证：脾气虚所致的肥胖。冬瓜为低热量、无脂肪食品，且含有丰富的维生素，此菜可润肌肤，延缓人体衰老，促进胆固醇的代谢，减少脂肪在体内的积聚，从而达到减肥的目的。

注意事项：不可长期久服，以免引起营养不良。

2. 烧兔肉

材料：兔肉 500 克，青笋 100 克，姜、葱、盐等调料适量。

做法：兔肉洗净、余水、切块；青笋去皮、洗净、切块；将兔肉烧熟，加入青笋烧约 10 分钟即可。

适应证：脾气虚所致的肥胖臃肿、神疲乏力、身体困重等症。

注意事项：痛风及慢性肾脏病患者不可久服。

3. 茯苓饼

材料：茯苓粉 30 克，米粉 50 克，食盐 1 克，油 2 克。

做法：将茯苓磨成细粉，加入米粉、白糖、油盐，加适量水，调成糊，以微火在平锅里摊烙成薄饼即可，可经常吃或佐食。

适应证：脾气虚所致的肥胖臃肿、神疲乏力、身体困重、四肢轻度浮肿等症。茯苓甘淡，能健脾和中，利水祛湿，自古以来就是食疗保健的佳品。

注意事项：可长期久服。

☯ 脾阳虚

形体肥胖，颜面虚浮，神疲嗜卧，气短乏力，腹胀便溏，自汗气喘，动则更甚，畏寒肢冷，下肢浮肿，尿昼少夜频。舌淡胖，苔薄白，脉沉细。治以温阳健脾，化气利水。

1. 虾米白菜

材料：干虾米 10 克，白菜 200 克，酱油 10 克，食盐、味精等调味品适量。

做法：先将干虾米用温水浸泡发好，将白菜洗净，切成约 3 厘米的段。随后将油锅烧热，放入白菜炒至半熟，再将发好的虾米、食盐、酱油、味精放入，稍加清水，盖上锅盖烧透即可。

适应证：虾米、白菜具有补脾肾、利肠胃的功效，尤其适合形体肥胖、气短乏力、畏寒肢冷的儿童食用。

注意事项：海鲜过敏者慎用。

2. 红花黑豆饮

材料：红花 5 克，黑豆 50 克。

做法：将黑豆去杂质，洗净，加入适量清水，锅上火，红花用干净纱布包好放入煮约 30 分钟，然后去药包饮汤。

适应证：适用于脾阳久虚夹瘀者，尤其适合伴有神疲乏力、自汗气喘、畏寒肢凉、月经不调的肥胖患者。

注意事项：出血性疾病患者慎用。

3. 核桃枸杞粥

材料：核桃肉 25 克，枸杞子 15 克，黑芝麻 5 克，粳米100 克，冰糖适量。

做法：准备好食材，核桃去壳；枸杞子洗干净；粳米洗好之后，浸泡 2 小时。粳米、核桃肉一起入锅，加 600 毫升水，盖盖子煮 20 分钟，中途记得搅拌，以免粘锅，加入枸杞子、黑芝麻再煮 5 分钟，根据个人口味加适量冰糖。

适应证：脾阳虚弱所致的形体肥胖、颜面虚浮、腹胀便溏、畏寒肢冷、下肢浮肿、夜尿频数等症。

注意事项：阴虚火旺患者慎用。

十、虚劳

☺ 脾气虚型

饮食减少，食后胃脘不舒，倦怠乏力，大便溏薄，面色萎黄，舌淡苔白，脉沉细。治以益气健脾补虚。

1. 黄芪当归乌鸡汤

材料：当归 25 克，黄芪 25 克，乌鸡腿 1 只，盐、料酒、生姜、大枣、枸杞子适量。

做法：将乌鸡宰杀去毛洗净，鸡腿用刀斩成块，姜块拍扁，黄芪、当归、大枣、枸杞子洗净备用；锅里放入水，用武火烧开，然后放入生姜和料酒，将乌鸡焯水，捞起来用凉水降温，洗干净油污，控干水分；再将乌鸡放入砂锅内，加姜块、黄芪、当归、大枣，大火煮开后撇去浮沫，盖上砂锅的盖子，转文火炖 2 小时，放枸杞子再煮 10 分钟，汤好后，加入适量盐调味，即可盛起食用。

适应证：脾气虚所致的倦怠乏力、食少便溏等症。

注意事项：阴虚燥热患者慎用。痛风患者不可久服。

2. 淮杞牛肉汤

材料：山药 600 克，枸杞子 10 克，盐 6 克，牛肉 500 克，精盐、胡椒粉、葱花等调味品适量。

做法：先将牛肉切块，洗净，氽烫后捞出，再用水冲净一次；山药削皮，洗净切块；再将牛肉放入锅中，加 1 600 毫升水以武火煮开，转文火慢炖 1 小时；然后再加入山药、枸杞子继续煮 10 分钟，加盐、胡椒粉、葱花调味即成。

适应证：脾气虚所致的倦怠乏力、面色萎黄、食少便溏等症。淮山药有补益脾胃、益肺滋肾的作用；枸杞子可滋补肝肾、益精明目；牛肉有培补脾胃、补虚益气、滋养强壮身体的作用，三者炖汤，滋补无限，此汤可作为冬季进补佳品，家里老人也可适量饮用。

注意事项：阴虚燥热患者慎用。痛风患者不可久服。

3. 薏米瘦肉粥

材料：薏苡仁（薏米）60 克，猪瘦肉 100 克，大米 100 克，姜片、葱花、胡椒粉、盐等调味品适量。

做法：将猪瘦肉洗净，切小块，用料酒腌渍；大米、薏苡仁（薏米）淘净，泡好；锅中注入鲜汤，下入大米、薏苡仁（薏米）、生姜，武火煮沸，放入腌好的猪瘦肉，转中火熬煮；用小火将粥熬至黏稠时，调入盐、胡椒粉调味，撒入葱花即可。

适应证：脾气虚所致的倦怠乏力、面色萎黄、纳呆便溏等症。薏苡仁（薏米）的营养价值很高，被誉为"世界禾本科植物之王"。薏苡仁（薏米）可作为粮食吃，味道和大米相似，且易消化吸收，也可煮粥或煮汤，薏苡仁（薏米）和瘦肉制作成的汤饮，既营养又美味。

注意事项：阴虚燥热患者慎用。

脾阴虚型

口干唇燥，不思饮食，大便燥结，甚则干呕，呃逆，面色潮红，舌红少苔，脉细数。治以养阴健脾补虚。

1. 山药老鸭汤

材料：老鸭1只，龙眼肉（桂圆肉）10克，山药15克，枸杞子15克，姜片适量，盐适量。

做法：鸭子宰杀后去除毛及内脏，洗干净，切成块；淮山药去皮后洗干净，切成段。将鸭子、山药、龙眼肉（桂圆肉）、枸杞子、姜片一并放入砂锅中，加入适量清水，用武火煮沸，再改用文火炖煮至鸭肉烂熟后关火，调入精盐即成，可食肉饮汤，每星期服用1次或2次，多喝不会上火，是秋冬进补的佳品。

适应证：适用于脾阴虚所致的口干唇燥、不思饮食、大便燥结、呃逆、面色潮红、舌红苔少、脉细数等症。

注意事项：脾阳虚所致的虚劳慎用。

2. 麦冬黑枣乌鸡汤

材料：乌鸡1只，枸杞子15克，麦冬15克，人参10克，黑枣15克，盐适量。

做法：将乌鸡去毛及内脏，洗净后切块，加入枸杞子、麦冬、人参、黑枣共煲，用武火煮沸，再改用文火炖煮，鸡熟烂后加入食盐调味，食肉喝汤。

适应证：适宜于脾肾阴虚患者食用。麦冬有养阴生津、润肺清心的功效，适宜阴虚内热者食用，是一道既营养又保健的汤品。乌鸡对体虚血亏、肝肾不足、脾胃不健者有滋补的效果，再搭配上黑枣，补血效果就更加显著了。

注意事项：脾阳虚所致的虚劳慎用。

3. 枸杞鲫鱼粥

材料：大米100克，枸杞子10克，鲫鱼50克，盐、葱花、香油、料酒适量。

做法：将大米淘洗干净，放入清水中浸泡，鲫鱼去腮、除鳞及内脏等，处理干净后切小片，用料酒腌渍去腥；枸杞子洗净泡软，锅置火上，注入清水，放入大米煮至五成熟，再放入鱼肉煮至粥将成，加盐、味精、香油调匀，撒上葱花、枸杞子即可。

适应证：本品具有滋补肝肾、养阴润燥的功效，适用于脾肾阴虚及病后虚羸等。鲫鱼肉质细嫩甜美，营养价值很高，用它来熬粥不仅味香粥鲜，还有助于身体和大脑的发育；枸杞子有滋阴润燥、补气养血的功效，是很好的补益食材，加入粥里不仅可以增加营养，还能为此粥增添色彩，使人更有食欲。

🌀 脾阳虚型

面色萎黄，食少，形寒肢冷，神疲乏力，少气懒言，大便溏薄，肠鸣腹痛，每因受寒或饮食不慎而加剧。治以温阳健脾补虚。

1. 补骨脂当归羊肉汤

材料：羊肉500克，当归15克，补骨脂10克，米酒30克，盐、姜适量。

做法：先将羊肉汆烫去血水后，捞起冲净，姜切成段。将羊肉、姜、当归、补骨脂一起放入锅中，加水至盖过材料，以武火煮开，转文火续炖40分钟，调味后即可用。

适应证：脾肾阳虚所致的面色萎黄、神倦乏力、形寒肢冷、纳呆、便溏等症。当归、补骨脂煲羊肉汤为冬令的养生汤品，有温脾助阳、大补虚损的功效。

注意事项：阴虚燥热患者慎用。

2. 羊肉胡萝卜粥

材料：羊肉50克，胡萝卜半根，大米100克，大葱、生姜、胡椒粉、陈皮、盐适量。

做法：将羊肉、胡萝卜切成小块放入锅中与大米同煮，煮沸后加大葱、生姜、胡椒粉、陈皮、盐适量煮成稀粥即可。

适应证：本品具有温阳健脾、补肾养胃的功效，非常适合冬季食用。

注意事项：阴虚燥热患者慎用。

3. 灵芝核桃乳鸽汤

材料：乳鸽 1 只，核桃仁 80 克，灵芝 40 克，党参 20 克，蜜枣 6 颗，盐适量。

做法：将核桃仁、党参、灵芝、蜜枣分别用水洗净，将乳鸽去皮毛及内脏，洗净，斩块，锅中加水，大火烧开，放入准备好的材料，改用文火续煲 3 小时，加盐调味即可。

适应证：适用于脾肾阳虚引起的疲倦乏力、头晕耳鸣、形寒肢冷、健忘失眠、腹胀便溏等；凡脾肾阳虚之人，皆宜食用此汤。灵芝能滋补强身，常用于治疗神经衰弱、体虚等；核桃仁含有丰富的脂肪与蛋白质，可补充气血不足，改善体虚现象。

注意事项：阴虚燥热患者慎用。

上述食疗方法，可结合具体的情况任选一二，但需注意的是吃一次未必有效，需要坚持服用一段时间。若发现疗效欠佳或者有任何不适，请及时和中医师沟通交流，以免错补，引起不良反应的发生。

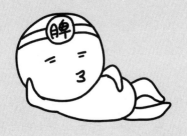

第五章

老中医开药方

第一节

脾虚常用中药

脾位于中焦，在五行中属土，与胃相表里。脾胃为"后天之本""气血生化之源"。脾的主要生理功能为主运化（指脾对食物、水液的吸收和输布全身的作用）、主升清（指脾将吸收后的物质上输心、肺以化生气血，营养全身）、主统血（指脾能统摄血液正常循行于脉内）。那么，假如人体的脾出现问题，它会引起哪些病证？我们日常生活中又可以用什么中药去调理呢？

一、脾气虚证常用中药

脾气虚证表现为纳少、腹胀，饭后尤甚，大便溏薄，肢体倦怠，少气懒言，面色萎黄无华，形体消瘦，或浮肿，舌淡苔白，脉弱。（以纳少、腹胀、便溏和气虚症状并见为辨证依据）

人参

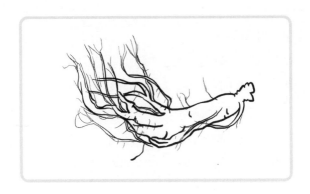

　　人参是我国名贵药材之一，除了能大补元气之外，还能补脾益肺，生津，安神益智。人参生长的地方背阳，所以不喜风和阳光，又容易生虫。一般用盛过麻油的瓦罐，泡净焙干，人参与细辛混合放入。古人用淋过灶灰晒干罐收也可以保存多年。

　　【来源】五加科植物人参的干燥根。栽培者为"园参"；野生者为"山参"。园参经晒干或烘干，称"生晒参"；山参经晒干，称"生晒山参"，蒸制后，干燥，称"红参"。

　　【产地】主产于吉林、辽宁、黑龙江等省。

　　【性味】甘、微苦，平。

　　【归经】肺、脾、心经。

　　【功效】大补元气，补脾益肺，生津，安神益智，扶正祛邪。

　　【用法用量】煎服，3～9克，挽救虚脱可用15～30克。宜文火另煎分次兑服。野山参研末吞服，每次2克，日服2次。

【使用注意】不宜与藜芦同用。

● 人参的补脾应用

《本草纲目》记载人参："脾虚肺怯之病，则宜熟参，甘温之味，以补土而生金，是纯用其味也。"因此，人参是大补元气的药物，如果用于补脾益肺的话，用熟人参比较好。人参可以治疗肺气虚证、脾气虚证、心气虚证、肾气虚证，为补脾要药，常与白术、茯苓等配伍。

● 附：西洋参

西洋参原产地为美国北部威斯康星州的森林区，中国北部和加拿大南部有分布，因此，又称花旗参。其补气作用弱于人参，药性偏凉，能补气养阴，清热生津。用治脾肺气虚、津伤口渴、消渴证及热病所致的气阴两脱，脾气阴两虚、肺气阴两虚、心气阴两虚等证。

◎ 党参

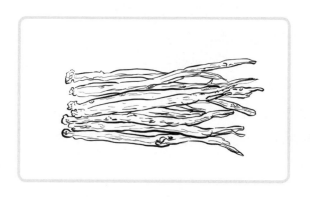

党参也是补气药，党参虽称为参，但它和人参有着很大的区别，明代以前是没有党参的，直到清朝年间的一些药书中才有了党参的身影。在众多党参的品种中，产于山西省长治市（秦代称上党郡，隋代称潞州。潞党参的"潞"即潞州的简称，故有上党参、潞党参之称）一带者，品质最优，为道地药材。

【来源】桔梗科植物党参、素花党参或川党参的干燥根。

【产地】主产于山西、陕西、甘肃、四川等省。

【性味】甘，平。

【归经】肺、脾经。

【功效】补脾肺气，补血，生津，扶正祛邪。

【用法用量】9～30克。

【使用注意】据药典记载，本品不宜与藜芦同用。

● 党参的补脾应用

《本草从新》记载党参："补中益气，和脾胃，除烦渴。"因此，党参可以治疗脾肺气虚证。党参主归脾、肺二经，补脾、肺之气为主要作用，常与白术、茯苓等同用，补脾肺与人参相似而力较弱，常代替古方中的人参，用以治疗较为轻微的脾肺气虚证。

太子参

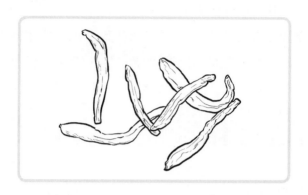

太子参出自《本草从新》："太子参，虽甚细如参条，短紧结实，而有芦纹，其力不下大参"。太子参属于补气药中的清补药，药性温和平稳，尤其适用于婴幼儿补气健脾，所以它的别名又叫"孩儿参"或"童参"。

【来源】石竹科植物孩儿参的干燥根。

【产地】全国各地都有栽培。

【性味】甘、微苦，微温。

【归经】肺、脾经。

【功效】补气健脾，生津润肺。

【用法用量】内服：煎汤，10 ~ 15 克。

太子参的补脾应用

太子参可补气健脾，用于脾气虚弱、胃阴不足之食少倦怠。常与山药、石斛等药物配伍使用。

白术

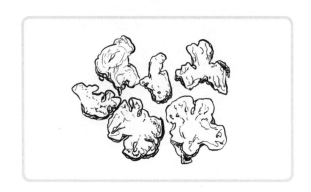

白术在补气药中以健脾、燥湿见长，又能安胎，被前人誉为"补气健脾第一要药"。

【来源】菊科植物白术的干燥根茎。

【产地】主产于浙江、安徽、湖北、湖南等省。多为栽培品。

【性味】甘、苦，温。

【归经】脾、胃经。

【功效】健脾益气，燥湿利尿，止汗，安胎。

【用法用量】6～12克。炒用可增强补气健脾止泻作用。

【使用注意】本品性偏温燥，热病伤津及阴虚燥渴者不宜。

⚬ 白术的补脾应用

白术可健脾燥湿，用于脾气虚证，常与人参、茯苓等同用。

甘草

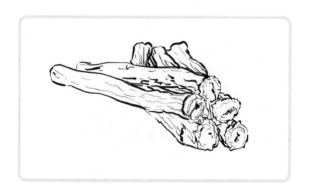

甘草，别称"国老"，是最为常用的中草药，年产量和用量每年都不断上升，甚至有"无甘草不成药方"之说。甘草除了调和诸药的作用外，还有补脾益肺、祛痰缓急、解毒止痛等功效。

【来源】豆科植物甘草、胀果甘草或光果甘草的干燥根及根茎。

【产地】主产于内蒙古自治区、甘肃省、新疆维吾尔自治区。

【性味】甘，平，有特殊甜味。

【归经】心、肺、脾、胃经。

【功效】补脾益气，祛痰止咳，缓急止痛，清热解毒，调和诸药。

【用法用量】煎服，1.5～9克。生用性微寒，可清热解毒；蜜炙药性微温，可增强补益心脾之气和润肺止咳的作用。

【使用注意】

1. 不宜与京大戟、海藻、芫花同用。

2. 本品有助湿壅气之弊，湿盛胀满、水肿者不宜用。

3. 大剂量久服可导致水钠潴留，引起浮肿。

甘草的补脾应用

甘草用于脾气虚证，常与人参、白术、黄芪等配伍。另外，甘草蜜炙后药性变微温，可增强补益心脾之气和润肺止咳作用。

山药

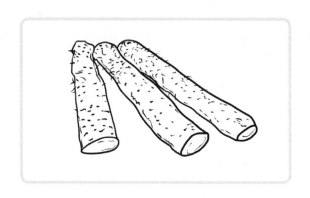

薯预又作薯蓣，是山药的古名，《山海经》称作"诸与"，后称"薯蓣""山芋"。《本草纲目》记载，薯蓣由于唐代宗叫李豫，为避讳而改为薯药，又因为宋英宗叫赵曙，为避讳而改为山药。山药性甘平，无毒，具有补脾益肾、养肺、止泻、敛汗之功效，是很好的进补"食物药"。在《神农本草经》中将其列为上品，有"小人参"的美誉。

【来源】薯蓣科植物薯蓣的干燥根茎。

【产地】主产于河南省北部，山东省、河北省、山西省及中南、西南等地区也有栽培。

【性味】甘，平。

【归经】脾、肺、肾经。

【功效】补脾养胃，生津益肺，补肾涩精。

【用法用量】煎服，15～30克。麸炒可增强补脾止泻作用。

● 山药的补脾应用

《本草纲目》概括山药五大功用："益肾气，健脾胃，止泄痢，化痰涎，润皮毛"。因此，山药用于脾虚证可补脾益气，滋养脾阴。

◉ 大枣

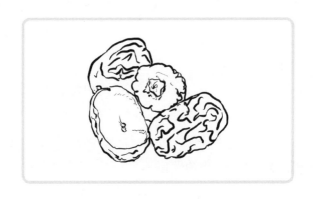

【来源】鼠李科枣属植物枣的干燥成熟果实。

【产地】大枣全国大部分地区有产，主产于新疆维吾尔自治区、山西省、河北省、河南省、山东省、四川省、贵州省等地。大枣因加工的不同，而有红枣、黑枣之分。入药一般以红枣为主。

【性味】甘，温。

【归经】归脾、胃经。

【功效】补中益气，养血安神。

【用法用量】劈破，6～15克。

【使用注意】牙齿疼痛和糖尿病患者要少食；痰浊湿盛、肥胖者忌多食；急性肝炎湿热内盛者忌食；小儿疳积及寄生虫病患者忌食。

● 大枣的补脾应用

《神农本草经》记载大枣："主心腹邪气，安中养脾，助十二经。平胃气，通九窍，补少气、少津液，身中不足，大惊，四肢重，和百药。"因此，大枣可以治疗脾虚证。本品与部分药性峻烈或有毒的药物同用，有保护胃气、缓和其毒烈药性之效。

🔅 蜂蜜

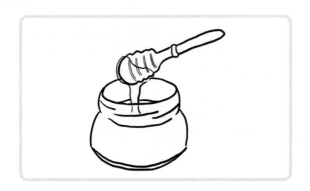

　　蜂蜜基本为蜜蜂采集花蜜，经自然发酵而成的黄白色黏稠液体。蜜被誉为大自然中最完美的营养食品，中国从古代就开始人工养蜂采蜜，蜂蜜既是良药，能补脾润肺，又是上等饮料，可延年益寿。

　　【来源】蜜蜂科中华蜜蜂或意大利蜂在蜂巢中酿成的糖类物质。

　　【产地】全国各地均产。

　　【性味】甘，平。

　　【归经】脾、肺、大肠经。

　　【功效】补中，润燥，止痛，解毒防腐，生肌敛疮。

　　【用法用量】冲调，10～30克。

　　【使用注意】本品助湿壅中，又能润肠，故有湿阻中满及便溏、泄泻者慎用。

● 蜂蜜的补脾应用

《本草纲目》记载蜂蜜："生则性凉，故能清热；熟则性温，故能补中；甘而和平，故能解毒；柔而濡泽，故能润燥。"因此，蜂蜜可以治疗脾气虚弱及脘腹挛急疼痛。服用蜂蜜时忌用开水冲服，要用温水冲服。

二、脾气下陷证常用中药

脾气下陷表现为脘腹重坠作胀、便意频数，或久泻不止，或脱肛，子宫下垂，胃下垂，或小便如米泔，伴见纳少、少气乏力、肢体倦怠、声低懒言、头晕目眩，舌淡苔白，脉弱。（以脾气虚和下陷并见为辨证依据）

◎ 黄芪

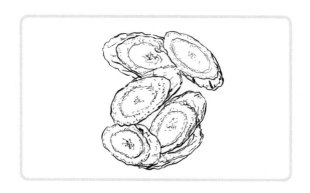

黄芪，古方称"黄耆"，李时珍在《本草纲目》中解释为："耆，长也，黄耆色黄，为补药之长，故名，今俗通作

黄芪。"黄芪是重要的补中益气药，无论古方记载还是现今临床用药，很多地方都有其用武之地，而且，效果往往立竿见影。

【来源】豆科植物蒙古黄芪或膜荚黄芪的干燥根。

【产地】主产于山西省、黑龙江省、内蒙古自治区等地。

【性味】甘，微温。

【归经】肺、脾经。

【功效】健脾补中，升阳举陷，益卫固表，利尿，托毒生肌。

【用法用量】煎服，9～30克。蜜炙可增强其补中益气作用。

● 黄芪的补脾应用

《珍珠囊》记载："黄芪甘温纯阳，其用有五：补诸虚不足，一也；益元气，二也；壮脾胃，三也；去肌热，四也；排脓止痛，活血生血，内托阴疽，为疮家圣药，五也。"因此，黄芪的补脾应用范围十分广泛。①脾气虚证：为补中益气要药，能升阳举陷，长于治疗脾虚中气下陷之久泻脱肛，内脏下垂。常与人参、柴胡、升麻同用。②气虚自汗证：能补脾肺之气，益卫固表，常与牡蛎、麻黄根等同用。

柴胡

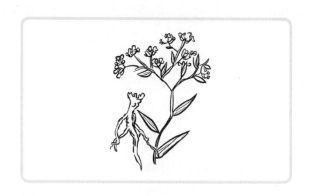

柴胡属于解表药，除了和解退热、疏肝解郁外，最主要的作用是升举脾胃清阳之气，有升阳举陷的作用。

【来源】伞形科植物柴胡或狭叶柴胡的干燥根。按性状不同，分别习称"北柴胡"及"南柴胡"。

【产地】

北柴胡：主产于辽宁省、甘肃省、河北省、河南省。此外，陕西省、内蒙古自治区、山东省等地亦产。

南柴胡：主产于湖北省、江苏省、四川省。此外，安徽省、黑龙江省、吉林省等地亦产。

【性味】苦、辛，微寒。

【归经】肝、胆经。

【功效】和解退热，疏肝解郁，升阳举陷，退热截疟。

【用法用量】煎服，3～9克。解表退热宜生用，且用量宜稍重；疏肝解郁宜醋炙，升阳可生用或酒炙，其用量均宜稍轻。

【使用注意】柴胡其性升散，古人有"柴胡劫肝阴"之说，阴虚阳亢、肝风内动、阴虚火旺及气机上逆者忌用或慎用。

● 柴胡的补脾应用

《本草纲目》记载柴胡："治阳气下陷，平肝、胆、三焦、包络相火，及头痛、眩晕，目昏、赤痛障翳，耳聋鸣，诸疟，及肥气寒热，妇人热入血室，经水不调，小儿痘疹余热，五疳羸热。"柴胡能升举脾胃清阳之气，可用治中气不足、气虚下陷所致的脘腹重坠作胀、食少倦怠、久泻脱肛、子宫下垂，常与人参、黄芪、升麻等同用。

◉ 葛根

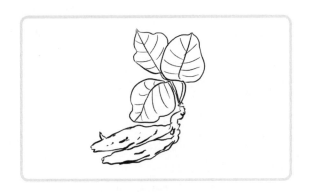

葛根也属于解表药，传说是因为葛洪治好了一场大瘟疫，人们为了纪念他而得名。葛根除了能解肌退热、透疹生津外，还能鼓舞脾胃清阳之气上升，具有升阳止泻之功。

【来源】豆科植物野葛的干燥根，习称野葛。

【产地】分布于全国各地。

【性味】甘、辛，凉。

【归经】脾、胃经。

【功效】解肌退热，透疹，生津止渴，升阳止泻。

【用法用量】煎服，9～15 克。解肌退热，透疹，生津宜生用，升阳止泻宜煨用。

⬤ 葛根的补脾应用

李东垣曰："干葛，其气轻浮，鼓舞胃气上行，生津液，又解肌热，治脾胃虚弱泄泻圣药也。"因此，葛根可以治疗脾虚泄泻，能升发清阳，鼓舞脾胃清阳之气上升而奏止泻痢之效。

⬤ 升麻

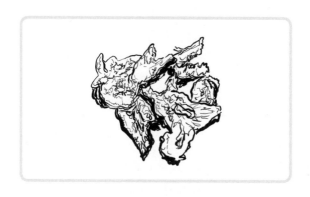

李时珍说："（升麻）其叶似麻，其性上升，故名。"

升麻与葛根一样同属于解表药，在《本草纲目》中记载升麻："补脾胃药，非此为引用不能取效"。意思是：补脾胃药一定要用升麻引经才能取效。可见，升麻除了解表透疹作用，在升举阳气方面的作用也是极其重要的。

【来源】毛茛科植物大三叶升麻、兴安升麻或升麻的干燥根茎。

【产地】主产于辽宁省、黑龙江省、河北省、山西省。

【性味】辛、微甘，微寒。

【归经】肺、脾、胃、大肠经。

【功效】解表透疹，清热解毒，升举阳气。

【用法用量】煎服，3~9克。解表透疹、清热解毒宜生用，升阳举陷宜炙用。

【使用注意】上盛下虚、阴虚火旺及麻疹已透者忌服。

● 升麻的补脾应用

升麻可用于气虚下陷，脏器脱垂，崩漏下血，善引脾胃清阳之气上升，其升提之力较强。

三、脾不统血证常用中药

脾不统血证表现为便血、尿血、崩漏，或月经量过多，或皮下出血，伴见纳少、便溏、神疲乏力、少气懒言，舌淡苔白，脉细弱。（以出血和脾气虚症状并见为辨证依据）

❂ 白芍

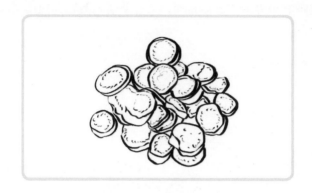

　　白芍是临床上比较常用的补血药，它不但能养血柔肝，调理肝脾不和，还是妇科调理月经之要药，治疗四肢挛急疼痛的必用之药。

　　【来源】毛茛科植物芍药的干燥根。

　　【产地】主产于浙江、安徽、四川、山东等省，均为栽培。

　　【性味】苦、酸、微寒。

　　【归经】肝、脾经。

　　【功效】养血敛阴，柔肝止痛，平抑肝阳。

　　【用法用量】煎服，5～15克。大剂量15～30克。

　　【使用注意】阳衰虚寒之证不宜服用。反藜芦。

● 白芍的补脾应用

　　《滇南本草》记载白芍："泻脾热，止腹疼，止水泻，收肝气逆疼，调养心肝脾经血，舒经降气，止肝气疼痛。"

因此，白芍临床应用于肝脾不和之胸胁、脘腹疼痛或四肢挛急疼痛，可养血柔肝而止痛，常配柴胡、当归等同用。

龙眼肉

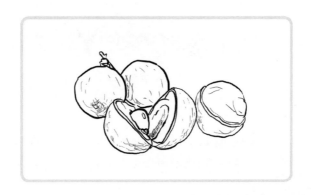

　　龙眼，是大家熟悉的水果，而龙眼肉是临床上经常使用的、重要的补血药之一。龙眼肉是由鲜龙眼烘成干果而成，又称"桂圆"，因其种圆黑光泽，种脐突起呈白色，看似传说中"龙"的眼睛，所以得名。

　　【来源】无患子科植物龙眼的假种皮。

　　【产地】广东、广西、海南、福建等地区有出产，东南亚一带也有栽培。

　　【性味】甘、温。

　　【归经】心、脾经。

　　【功效】补益心脾，养心安神。

　　【用法用量】煎服，10～25克。大剂量30～60克。

　　【使用注意】湿盛中满或有停饮、痰、火者忌服；孕妇，尤其妊娠早期，不宜服用龙眼肉，以防胎动及早产。

● 龙眼肉的补脾应用

《本草纲目》记载："食品以荔枝为贵，而资益则龙眼为良。盖荔枝性热，而龙眼性平和也。"龙眼肉的功效是补益心脾，养血安神。主要用于食少体倦，脾虚气弱，可与茨实、淮山药、白术等同用。另外，龙眼肉除可以直接嚼服、水煎服用外，也可制成果羹、浸酒等。

四、脾阳虚证常用中药

脾阳虚证表现为腹胀纳少，腹痛喜温喜按，大便溏稀，畏寒肢冷，面白无华，或肢体困倦，或周身浮肿，小便不利，或白带量多清稀，舌淡胖，苔白滑，脉沉迟无力。（以脾气不足和虚寒性症状并见为辨证依据）

● 补骨脂

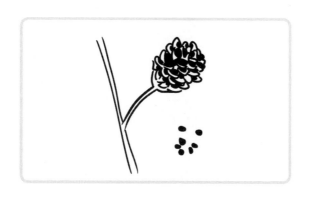

补骨脂是常用的补阳药，在临床上它既可治肾虚遗精、脾虚泄泻，也可治虚寒喘咳，比较常用。《本草纲目》记载："补骨脂言其功也。胡人呼为婆固脂，而俗讹为破故纸也。"因此，补骨脂的别名又称为破故纸。

【来源】豆科植物补骨脂的干燥成熟果实。

【产地】主产于云南（西双版纳）、四川金沙江河谷，全国各地及印度、缅甸、斯里兰卡等国家也有分布。

【性味】辛、温。

【归经】脾、胃经。

【功效】补肾壮阳，固精缩尿，温脾止泻，纳气平喘。

【用法用量】煎服，5～15克。

【使用注意】本品性质温燥，能伤阴助火，故阴虚火旺及大便秘结者忌服。

● 补骨脂的补脾应用

补骨脂具有温脾止泻的功效，用于治疗脾肾阳虚引起的五更泄泻，常与肉豆蔻、木香等药同用。

益智仁

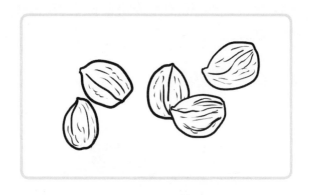

　　益智仁也属于补阳药，始载于《本草纲目拾遗》，并指出："益智出昆仑及交趾国，今岭南州群往往有之。"《图经本草》说："益智子似连翘子头未开者，苗叶花根与豆蔻无别，惟子小耳。"益智仁是我国南方四大中药之一，其风靡华夏，据说还与苏东坡有关。苏东坡官贬至海南时，对该药颇有研究，他在《东坡杂记》中记载："海南产益智，花实皆长穗而分为三节。观其上、中、下节，以候早、中、晚禾之丰凶，大丰则皆实，大凶皆不实，罕有三节并熟者。"

　　【来源】姜科植物益智仁的干燥成熟果实。

　　【产地】主产于海南岛山区，广东雷州半岛、广西等地区亦产。

　　【性味】辛、温。

　　【归经】脾、肾经。

　　【功效】暖肾固精缩尿，温脾开胃摄唾。

　　【用法用量】煎服，3 ~ 10 克。

● 益智仁的补脾应用

益智仁可用于治疗脾虚相关的脾寒泄泻、腹中冷痛、口多唾涎等症状。

◎ 菟丝子

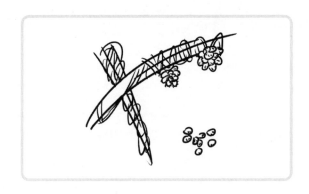

菟丝子是补阳药之一，为"补脾、肝、肾三经之要药"，无论是妇科的宫冷不孕、胎动不安，还是男性的阳痿遗精、肾虚腰痛及脾阳虚，皆可应用，用途也较为广泛，故临床上多用之。

【来源】旋花科植物菟丝子的干燥成熟种子。

【产地】全国各地均有。

【性味】辛、甘，平。

【归经】肝、脾、肾经。

【功效】补益肾精，养肝明目，止泻安胎。

【用法用量】煎服，10～20 克。

【使用注意】本品为平补之药，但偏补阳，阴虚火旺、大便燥结、小便短赤者不宜服用。

菟丝子的补脾应用

《本草经疏》记载："（菟丝子）为补脾肾肝三经要药。主续绝伤，补不足，益气力，肥健者，三经而俱实则绝伤续而不足补矣⋯⋯"因此，菟丝子可用于脾肾阳虚所致的便溏泄泻。治脾虚便溏，可与人参、白术、补骨脂为丸服用。

莲子

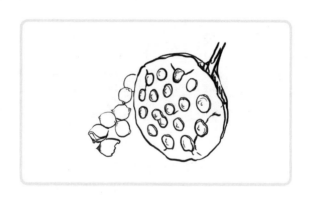

莲子属于固精药，是常用的食材之一，在我国无论是药用还是食用，都十分普遍。具有清心安神、补脾固精的作用，在临床上也是滋补脾肾的良药。

【来源】睡莲科植物莲的干燥成熟种子。

【产地】我国大部分地区均有分布。

【性味】甘、涩，平。

【归经】脾、肾、心经。

【功效】固精止带，补脾止泻，养心安神。

【用法用量】煎服，10~15克。去芯打碎用。

莲子的补脾应用

《本草纲目》记载莲子："交心肾，厚肠胃，固精气，强筋骨，补虚损，利耳目，除寒湿，止脾泄久痢，赤白浊，女人带下崩中诸血病。"因此，莲子可以治疗脾虚泄泻。

芡实

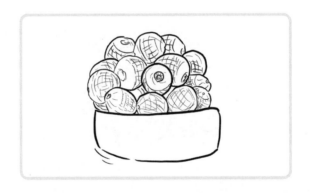

芡实与莲子一样同属于固精药，也是常用的食材之一，具有益肾固精、健脾止泻的作用，在临床上常与莲子配伍使用。

【来源】睡莲科植物芡的干燥成熟种仁。

【产地】主产于江苏省、湖南省、湖北省、山东省，我国大部分地区均有分布。

【性味】甘、涩，平。

【归经】脾、肾经。

【功效】益肾固精，健脾止泻，除湿止带。

【用法用量】煎服，10~15克。

● 芡实的补脾应用

《本草纲目》记载芡实："止渴益肾。治小便不禁，遗精，白浊，带下。"因此，芡实可以治疗脾虚湿盛导致的久泻不愈。

莲子与芡实的共同功效：益肾固精、补脾止泻、止带。共同配伍使用可治疗肾虚遗精、遗尿；脾虚食少、泄泻；脾肾两虚之带下等。不同功效：莲子又可养心安神，交通心肾；而芡实又可除湿。

五、脾阴虚证常用中药

脾阴虚证表现为不饥不食、涎少、腹胀、消瘦，伴见五心烦热、口唇干燥、大便秘结、小便短少、倦怠乏力，舌红无苔或干剥，脉细数（以不饥不食、腹胀、大便秘结和阴虚之象并见为辨证依据）。

黄精

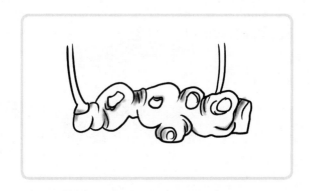

黄精属于补气养阴药，临床上的作用比较广泛。

黄精是传说中的四大仙药之一（另三味是人参、灵芝和茯苓），《本草纲目》记载："黄精为服食要药，故《别录》列于草部之首，仙家以为芝草之类，以其得坤土之精粹，故谓之黄精。"

【来源】百合科植物黄精、囊丝黄精、热河黄精、滇黄精、卷叶黄精等的根茎。

【产地】分布于黑龙江省、吉林省、辽宁省、河北省、山东省、江苏省、河南省、山西省、陕西省、内蒙古自治区等地。

【性味】甘，平。

【归经】脾、肺、肾经。

【功效】补气养阴，健脾，润肺，益肾。

【用法用量】煎服，9～15克。

● 黄精的补脾应用

《神农本草经》记载黄精："主补中益气，除风湿，安五脏。久服轻身延年不饥。"因此，黄精的作用为补气养阴、健脾、润肺、益肾，用于治疗脾胃虚弱，体倦乏力，口干食少。

以上均为脾虚的辨证及其常用中药。其实在几种脾虚证里面，都或多或少带有脾气虚的临床表现。因此，治疗脾虚证又以补益脾气为主要方法。

六、寒湿困脾证常用中药

除了以上脾虚证外，脾的病变还有寒湿困脾证。其临床表现为脘腹胀痛、纳呆、恶心呕吐、大便溏泄、小便不利等，以脾失健运和寒湿中阻症状并见为辨证依据。常用祛湿理气、健脾消食的中药治疗，如茯苓、薏苡仁、苍术、橘皮、木香、砂仁、豆蔻、谷芽等。

其中，茯苓和薏苡仁虽然不属于温中补脾的中药，但是临床上往往与补脾益气的药物配伍使用，并有很好的治疗效果。

◎ 茯苓

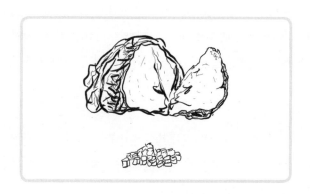

　　茯苓也叫茯灵，传说它由神灵之气伏结而成。俗作"苓"者，其实是传写的错误，一直沿用至今。茯苓是利水渗湿药，除了利水作用外，还兼有健脾宁心的作用，临床上常与补益脾气的药物配伍使用。

　　【来源】多孔菌科真菌茯苓的菌核。

　　【产地】分布于我国吉林省、安徽省、浙江省、福建省、台湾省、河南省、湖北省、广西壮族自治区、四川省、贵州省、云南省等地。

　　【性味】甘、淡、平。

　　【归经】心、脾、肾经。

　　【功效】利水渗湿，健脾，宁心。

　　【用法用量】煎服，9~15克。

　　【使用注意】虚寒精滑者忌服。

▪ 茯苓的补脾应用

王好古曰：茯苓"泻膀胱，益脾胃，治肾积奔豚。"因此，茯苓可以治疗脾虚泄泻，尤宜于脾虚湿热泄泻。

◉ 薏苡仁

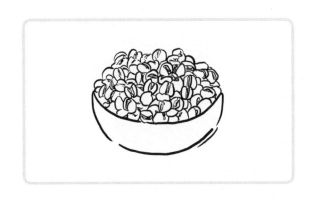

薏苡仁也属于利水渗湿药，用途广泛，是大家熟知的药食同源的中药，可以入药用，可以煮粥，可以炒用，也可以煲汤水饮用。

【来源】禾本科植物薏苡的干燥成熟种仁。

【产地】我国大部分地区均产。

【性味】甘、淡、凉。

【归经】脾、肺、胃经。

【功效】利水渗湿，健脾，除痹，清热排脓。

【用法用量】煎服，9～30克。清热利湿宜生用，健脾止泻宜炒用。

【使用注意】津液不足者慎用。

● 薏苡仁的补脾应用

　　《本草纲目》记载："薏苡仁属土，阳明药也，故能健脾益胃。"因此，薏苡仁可以治疗脾虚泄泻，尤其是脾虚湿盛之泄泻。

第二节

治疗脾虚的中成药

中成药的历史有多悠久呢，公元前 3 世纪的《五十二病方》，其中就有丸、散等古老的成药剂型。《黄帝内经》记载的 13 首方剂，其中 9 种是成药。被中医奉为经典中的航空母舰——《伤寒杂病论》，收载成药 60 余种，包含了丸剂、散剂、酒剂、洗剂、熏剂、滴耳剂、灌鼻剂、软膏、肛门栓剂、阴道栓剂等，可谓乱花渐欲迷人眼，博大精深可见一斑。

目前中国生产的中成药品种已达 7 000 种以上。如何合理应用，确实是一个难题。

本文就脾虚有关的中成药进行简单介绍，以资参考、使用。

一、脾气虚证常用中成药

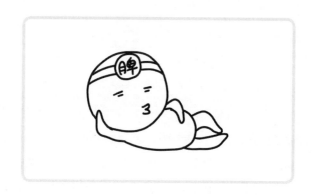

⚕ 四君子丸

1. 药物概况　四君子丸出自《太平惠民和剂局方》。主治脾胃气虚证，症见面色萎黄、语声低微、气短乏力、食少便溏，舌淡苔白，脉虚数。组成：人参、白术、茯苓、炙甘草。本方可认为是脾虚证的祖方。

2. 经典医案　明代著名医药学家李时珍路过某镇，镇上一位财主拿出前一个郎中开的药方说："我吃了这药一点儿也不见效。"李时珍一看，开的是四君子汤，给财主把脉，显示气虚，服"四君子汤"没错。他略思片刻，摊开纸笔，也写了四味：鬼益、杨木包、松腴、国老。李时珍让病人按药方连服半月。财主见这药稀罕，心中高兴，连服15天，果然药到病除。财主登门道谢："还是您的药方灵呀！"李时珍笑道："我给你开的药也是四君子汤：人参的别称叫鬼益，杨木包也就是白术，松腴正是茯苓，国老和甘草本是同一味药啊!"财主听罢,恍然大悟。

▷▷▷ 追本溯源

古人对人品的分类,通常分为君子和小人,君子受人尊敬,小人遭人摒弃。此方中四味药的品质独特,有君子之风。如人参,甘温大补肺脾元气,为君;白术,苦温健脾燥湿,为臣;茯苓,甘淡健脾渗湿,为佐;炙甘草,甘温益气和中,调和诸药,为使。小小的一剂药,却"君臣佐使"俱全,且四者皆为平和之品,温而不燥,补而不峻,就像四位风度翩翩的真君子,所以名之为"四君子汤"。清初三大医家之一的张璐称其"有健运之功,具冲和之德,故为君子"。

● 组方加减

六君子丸: 四君子丸+半夏、陈皮。主治脾胃气虚兼痰湿证,症见食少便溏、胸脘痞闷、呕逆等。

香砂六君子丸: 六君子丸+砂仁、木香。主治脾胃气虚、痰阻气滞证,症见呕吐痞闷、不思饮食、脘腹胀痛、消瘦倦怠,或气虚肿满。

异功散: 四君子丸+陈皮。主治脾胃气虚兼气滞证,症见饮食减少、大便溏薄、胸满痞闷不舒,或呕吐泄泻等。

ⓒ 健脾丸

1. 药物概况 健脾丸出自《证治准绳》,具有健脾消食、泻热导滞的功效。主治脾胃虚弱,食积内停,脘腹痞胀，饮食减少，大便溏薄，苔腻微黄，脉濡弱。组成：炒白术、木香、炒黄连、甘草、白茯苓、人参、炒神曲、陈皮、砂仁、炒麦芽、山楂、山药、肉豆蔻。本方加减广泛应用于脾胃疾病、呼吸道疾病、妇科疾病、慢性肾脏病等。此乃"消补兼施"的范本。

2. 经典医案 李某，男，37岁，自诉胃痛十余年，时轻时重，近5年来发作频繁，症状加重。表现为胃脘隐隐疼痛，餐后加重，胀闷，纳呆，大便溏，口干苦，舌淡、苔白厚，脉沉弱。查胃镜示慢性非萎缩性胃炎。中医诊断为胃痛，辨证为脾胃气虚、气滞湿郁、升降失调，采用健脾丸加减。药物组成：党参、炒白术、木香、槟榔、黄连、茯苓、砂仁（后下）、山药、制肉豆蔻、沉香粉（冲）、炒山楂、神曲、炒麦芽、延胡索、甘草。7剂，日服1剂。上方服1周后胃痛症状基本消失。

▷▷▷ **追本溯源**

本方治证为脾胃虚弱、健运失司而致食积内停、气机不畅，治宜健脾消食、标本兼顾之法。方中陈皮、枳实理气化积；山楂、麦芽、神曲消食和胃；人参、白术益气健脾，以助运化。诸药相合，消补兼施，标本同治，脾健食消。

● **组方加减**

《医方集解》健脾丸：人参、白术、陈皮、麦芽、山楂、枳实。

《普济方》健脾丸：厚朴、生枣、生姜。

《东医宝鉴》健脾丸：白术、茯苓、白芍、半夏，陈皮、神曲、山楂肉、当归、川芎。

《扶寿精方》健脾丸：白术、陈皮、半夏、神曲、山楂、归身、白芍、白茯苓、川芎、黄连、香附、枳实。

《育婴家秘》健脾丸：胃苓丸加山药、莲肉、木香、砂仁、白术、当归、麦芽、神曲。

《鲁府禁方》健脾丸：枳实、白术、陈皮、神曲、木香、半夏、黄连、黄芩、厚朴、当归、香附子、大麦芽、白芍、白茯苓、川芎。

《良朋汇集》健脾丸：白术、建莲肉、山药、白茯苓、山楂肉、麦芽、白茯苓、神曲。

《慈航集》健脾丸：人参、甜白术、云苓、五谷虫、鸡肫皮、陈皮、须黄连、炙甘草、炒麦芽、焦山楂、神曲、虾蟆皮。

《痘疹传心录》健脾丸：人参、白术、茯苓、山药、扁豆、苍术、芍药、陈皮、甘草、砂仁、木香、黄连、楂肉。

《慈幼新书》健脾丸：白术、扁豆、莲肉、茯苓、薏苡仁、麦芽、山药、五谷虫、白芍、远志、山楂、神曲、陈皮、泽泻、甘草、砂仁、桔梗。

《中国药典》人参健脾丸：人参、炒白术、茯苓、山药、陈皮、木香、砂仁、炙黄芪、当归、炒酸枣仁、制远志。

《赤水玄珠》冲和健脾丸：炒白术、白豆蔻、人参、陈皮、白茯苓、山楂肉、石斛、甘草。

《医学六要》化痰健脾丸：人参、白术、枳实、半夏、陈皮、胆星、蛤粉、赤苓。

🏵 参苓白术散

1. 药物概况　参苓白术散出自《太平惠民和剂局方》，具有益气健脾、渗湿止泻、培土生金的功效。主治脾虚湿盛证，症见饮食不化、胸脘痞闷、肠鸣泄泻、四肢乏力、形体消瘦、面色萎黄，舌淡苔白腻，脉虚缓。组成：人参、白术、茯苓、陈皮、白扁豆、山药、莲子、炙甘草、薏苡仁、砂仁、桔梗。

2. 临证应用　参苓白术散可治疗慢性胃肠炎、贫血、慢性支气管炎、慢性肾炎及妇女带下病等属脾虚夹湿者，具有显著疗效。

培土生金的思想根源于"五行学说"，是对五行相生内容的具体应用。它的涵义不仅是单纯用补脾的方法来治疗肺脏虚损的病证，还包括一些大肠虚损的病证。"补脾益肺"仅是"培土生金"的一部分，"培土"的意思是"调理"，不仅仅是"补益"。

▷▷▷ **追本溯源**

方中人参、白术、茯苓益气健脾渗湿为君。配伍山药、莲子肉助君药以健脾益气，兼能止泻；并用白扁豆和薏苡仁助白术、茯苓以健脾渗湿，均为臣药。更用砂仁醒脾和胃，行气化滞,是为佐药。桔梗宣肺利气,通调水道,又能载药上行,培土生金,为佐药;炙甘草健脾和中,调和诸药,为使药。综观全方,补中气,渗湿浊,行气滞,使脾气健运,湿邪得去,则诸症自除。本方是在四君子汤基础上加山药、莲子、白扁豆、薏苡仁、砂仁、桔梗而成。两方均有益气健脾之功,但四君子汤以补气为主,为治脾胃气虚的基础方;参苓白术散兼有渗湿行气作用,并有保肺之效,是治疗脾虚湿盛证及体现"培土生金"治法的常用方剂。《古今医鉴》所载参苓白术散,较本方多陈皮一味,适用于脾胃气虚兼有湿阻气滞者。

二、脾阳虚证常用中成药

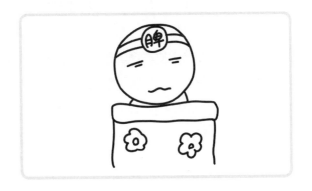

🌀 理中丸

1. 药物概况 理中丸出自《伤寒论》,具有温中祛寒、补气健脾的功效。主治脾胃虚寒证,症见自利不渴,呕吐腹痛，不欲饮食，中寒霍乱，阳虚失血，胸痹虚证，病后喜唾，小儿慢惊。组成：人参、白术、干姜、炙甘草。

2. 经典医案 李东垣有一个医案：真定府武德卿，年四十六岁。因忧思劳役，饮食失节得病，症见：肢体冷，口鼻气亦凉，额上冷汗出，时发昏愦，六脉如蛛丝。经望、闻、问、切，李东垣判断：此乃阴盛阳虚，苦寒之剂，非所宜也。此脾胃不足，劳役形体，中焦营气受病，末传寒中，惟宜补阳。于是用理中汤加黑附子，每服五钱，加用葱白煎羊肉汤，调服之。至夕四肢渐温，汗出少，深夜再服。数服而愈。

▷▷▷ **追本溯源**

《伤寒论后辨》记载：阳之动，始于温，温气得而谷精运，谷气升而中气赡，故名曰理中。实以燮理之功，予中焦之阳也。若胃阳虚，即中气失宰，膻中无发宣之用，六腑无洒陈之功，犹如釜薪失焰，故下至清谷，上失滋味，五脏凌夺，诸症所由来也。参、术、炙草，所以固中州，干姜辛以守中，必假之以焰釜薪而腾阳气。是以谷入于阴，长气于阳，上输华盖，下摄州都，五脏六腑皆以受气矣。此理中之旨也。

● **组方加减**

附子理中丸：理中丸＋附子。出自《太平惠民和剂局方》。主治脾胃虚寒证，症见食少满闷、腹痛吐利、脉微肢厥、霍乱转筋，或感寒头痛及一切沉寒痼冷。

参桂理中丸：理中丸＋肉桂、附子。出自《春脚集》。用于脾胃虚寒、阳气不足引起的腹痛泄泻、手足厥冷、胃寒呕吐、寒湿疝气、妇女血寒、行经腹痛。

丁蔻理中丸：党参、白术、炙甘草、干姜、白豆蔻、公丁香。出自《全国中药成药处方集》。主治脾胃虚寒、胸膈满闷、腹胁胀痛。

大理中丸：厚朴、肉桂（去粗皮）、陈皮、橘皮、白术、甘草（炙）、川芎、五味子、缩砂（去皮）、茴香子、槟榔（锉）、硇砂、干姜、胡椒、丁香。出自《圣济总录》。主治脾虚胸膈痞闷，心腹撮痛，不思饮食。

⊙ 良附丸

1. 药物概况 良附丸出自《良方集腋》，具有疏肝理气、温胃祛寒的功效。主治肝郁气滞、胃有寒凝所致的脘腹疼痛、喜温喜按，或胸胁胀痛，或痛经，苔白，脉沉紧者。组成：高良姜、香附。

2. 药物故事 关于高良姜，还有一个故事：苏东坡被贬到惠阳时，水土不服，上吐下泻，吃啥都没有胃口。一天，有个邻居打听到苏东坡喜欢吃肘子，特意为他做了一道红烧肘子。这道菜吃起来肥而不腻，香辣可口，苏东坡觉得意犹未尽，并且感觉肠胃也舒服多了。便询问邻居菜里加了什么特别的调料。邻居告诉他说，只多加了本地特产的姜。因为这种姜出于古高凉郡（今广东惠州一带），外形又和生姜很相像，当地的老百姓将其命名为"膏药凉姜"，后因谐音而讹称为"高良姜"。

▷▷▷ **追本溯源**

良附丸用于治疗急、慢性胃炎，胃痉挛、胃溃疡等属寒凝气滞证者效果显著，并在萎缩性胃炎及胃癌的辅助治疗中，起到一定的协助作用。

北京中医药大学东直门医院陈信义教授通过临床实践发现，在胃癌发生过程中，常有胃部隐痛、畏寒怕冷、得温则舒、遇寒加重等前驱症状，结合胃部肿块、胀痛、食欲减退、嗳气或呕吐、疲乏、形体消瘦、舌质青紫、脉象细涩等临床特征，与"寒主收引、主凝滞、主痛"等中医理论相符，其发病关键是由于"脾阳不振"导致"寒凝胃脉、气机阻滞、气滞血瘀、痰湿凝聚、久则成瘤"的动态病机变化过程。故而确立了"温阳散寒、理气化痰、活血止痛"为胃癌基本治疗原则，首创"新加良附方"（由高良姜、香附子、穿山龙组成），用以治疗或辅助治疗中、晚期胃癌，收到良好的效果。

ⓦ 小建中颗粒

1. 药物概况 小建中颗粒出自《伤寒论》小建中汤，具有温中补虚、缓急止痛的功效。主治脾胃虚寒所致的脘腹疼痛、喜温喜按，嘈杂吞酸，食少、心悸及腹泻与便秘交替的慢性结肠炎，胃及十二指肠溃疡。组成：桂枝、炙甘草、大枣、芍药、生姜、胶饴。

2. 经典医案　伤寒大家郝万山讲过一个病案：有一个空军的干部，患有肥大性脊柱炎，脊柱疼痛，关节疼痛，还有胃脘疼痛，判断是气血两虚的一种表现，就给他开了小建中汤。他吃了一个星期，效果很好，不仅胃痛缓解了，而且后背（脊柱）的疼痛、其他关节的疼痛也缓解了。可是 2 周之后，再次来诊，一看脸都肿了。原来，患者在外面药房找不到饴糖，就用蜂蜜代替，结果出现了过敏，所以不但病没好，反而多了新的症状。由此可知，药物不可随意替换。

▷▷▷ **追本溯源**

小建中汤是在桂枝汤的基础上倍芍药加饴糖而成。在桂枝汤调和营卫、燮理阴阳的基础上，加甘缓和中、补虚滋润的饴糖，加倍芍药酸苦微寒、和营敛阴，增强酸甘化阴、缓急止痛的功效。诸药合力，使脾胃得健，中焦运转，营卫化生且调和，外泄营阴得以遏止且补充，阴阳平调，偏于治里。桂枝汤基础上，一加一增，即由治外感变治内伤。

方中饴糖首载于汉末魏晋《名医别录》："饴糖，味甘，微温。主补虚乏、止渴、止血。"《本草纲目》对其记载大体同上。黄元御《长沙药解》中指出："饴糖味甘……入太阴而补脾精，走阳明而化胃气，生津润辛金之燥，养血滋乙木之风，善缓里急，最止腹痛。"说明饴糖不仅补脾气，而且益营阴。本身就能敛阴和营益血，又能健脾气而使营卫生，间接起到与桂枝、芍药协同敛汗和营的作用。

三、脾阴虚证常用中成药

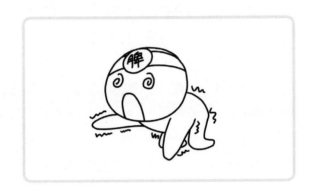

🖱 滋阴健脾丸

滋阴健脾丸出自《医学传灯》，具有益气养阴健脾的功效。主治中宫有火，不能化物。组成：人参、麦冬、五味子、白术、白茯苓、甘草、山药、石斛、陈皮、山楂。

▷▷▷ **追本溯源**

本方为生脉饮 + 四君子汤 + 山药、石斛、山楂、陈皮。四君子汤益气健脾，生脉饮益气养阴，山药、石斛健脾养阴为佐，陈皮、山楂健脾消食以免滋腻太过。

🖱 养胃舒颗粒

养胃舒颗粒由李东垣"温胃汤"化裁，具有滋阴养胃的功效。用于胃热型慢性萎缩性胃炎、慢性胃炎所引起的胃脘灼热胀痛、隐隐作痛、手足心热、口干、纳差、消瘦等症。

组成：党参、陈皮、黄精（蒸）、山药、玄参、乌梅、山楂、北沙参、干姜、菟丝子、白术（炒）。

▷▷▷ **追本溯源**

　　李东垣在《脾胃论》中记载温胃汤："专治服寒药多，致脾胃虚弱，胃脘痛。人参、甘草、益智仁、缩砂仁、浓朴（以上各二分），白豆蔻、干生姜、泽泻、姜黄（以上各三分），黄陈皮（以上各七分），上件为极细末。每服三钱，水一盏，煎至半盏，温服，食前。"

四、脾不统血证常用中成药

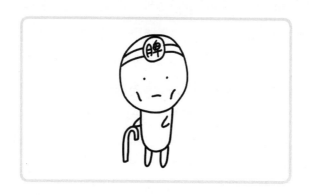

归脾丸

　　1. 药物概况　归脾丸出自《医学六要》，具有益气补血、健脾养心的功效。主治心脾两虚和脾不统血所致的心悸怔忡、失眠健忘、面色萎黄、头晕、肢倦乏力、食欲不振、崩漏便血。组成：党参、白术（炒）、炙黄芪、炙甘草、当归、茯苓、远志（制）、酸枣仁（炒）、龙眼肉、木香、大枣（去核）。

2. 经典医案　《续名医类案》记载一个病案：马元仪治疗一个心悸患者，伴有肢体倦怠，先以阴虚证治之，效果不显。诊其脉浮虚无力，考虑其焦劳思虑伤心也。心之下脾位，脾受心病，郁而生涎，精液不生，清阳不布，故四肢无气以动而倦怠也。于是大补心脾，给予归脾汤20剂，继以此方做丸，服之痊愈。

▷▷▷ **追本溯源**

中医认为，"心主（生）血""脾统血""肝藏血"。人体血液的运行，由脾统摄；归于一统了，血才不会妄行，亦不会懈怠；有脾气的资助，心生之血，也不会乏源。这就是《济生方》立归脾汤的本意，是今天用其来治疗贫血、慢性出血或功能失调性子宫出血、血小板减少性紫癜等的中医理论依据。薛立斋加入远志后，乃名"归脾"，除了本身的益气补血功效外，远志与原来方中所用的酸枣仁、龙眼肉、茯神相配合，增强了养心安神的作用。这也是现在用其来治疗神经衰弱或心脏病所出现的怔忡、惊悸、失眠、健忘、盗汗等症状的中医理论依据。因综合考虑效价，归脾丸以党参替代人参，人参归脾丸则沿用人参，归脾汤改制成归脾丸后，虽见效比汤剂稍缓，但服用方便，持续时间长，更有利于治疗一些慢性疾病。

泰山磐石散

1. 药物概况　泰山磐石散出自《古今医统大全》，具有益气健脾、养血安胎的功效。主治气血虚弱胎元不固证，症见妇人妊娠胎动不安，面色淡白，倦怠无力，不思饮食，舌淡，脉浮滑无力（或沉弱），或屡有堕胎史者。组成：人参、黄芪、白术、炙甘草、当归、川芎、白芍、熟地黄、续断、糯米、黄芩、砂仁。

2. 经典医案　周筱斋记载了一个医案：马某，女，素体甚健，长于体育，于三十岁结婚，婚后怀孕至三个月，月月下红，量少而色淡。有泛恶呕吐、不思饮食、头痛、腰酸等症。脉象较小少力，与形体不符。考虑为气虚，血失摄固。方选泰山磐石散加减。服药十余帖，下红已除，一切正常，及期顺产。

五、其他

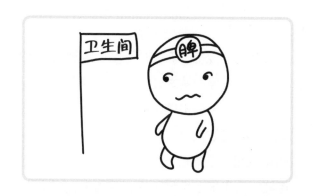

🉐 逍遥丸

1. 药物概况　逍遥丸出自《太平惠民和剂局方》，具有调和肝脾、疏肝解郁、养血健脾的功效。主治肝郁血虚脾弱证，症见两胁作痛，头痛目眩，口燥咽干，神疲食少，或月经不调，乳房胀痛，脉弦而虚。组成：甘草、当归、茯苓、白芍、白术、柴胡。

2. 临证应用　常用于治疗慢性肝炎、肝硬化、胆石症、胃及十二指肠溃疡、慢性胃炎、胃肠神经官能症、经前期综合征、乳腺小叶增生等。

▷▷▷ **追本溯源**

《古今名医方论》记载：用白术、茯苓者，助土德以升木也。当归、芍药者，益荣血以养肝也。薄荷解热，甘草和中。独柴胡一味，一以为厥阴之报使，一以升发诸阳。经云：木郁则达之。遂其曲直之性，故名曰逍遥。若内热、外热盛者，加牡丹皮解肌热，炒栀子清内热，此加味逍遥散之义也。

🉐 指迷茯苓丸

1. 药物概况　指迷茯苓丸出自《证治准绳》，主要用于治疗脾失运化、痰停中脘之证。主治两臂疼痛，或四肢浮肿，或咳嗽痰多，胸脘满闷，或产后发喘，苔白腻，脉弦滑。组成：半夏、茯苓、枳壳、风化朴硝。

2. 临证应用　主要用于治疗肠系膜上动脉综合征、偏瘫肩痛症等。临床报道也见于治疗肩周炎、椎动脉型颈椎病、顽固性癌痛、失眠、癔症、肺部耐药菌感染、肺部包块、麻木症、十二指肠壅积症、重舌、流注、白游风、风痒、痹证、梅核气、室性期前收缩、梅尼埃病、前列腺增生、多发性疖肿、银屑病等证属痰浊中阻的病症。

▷▷▷ **追本溯源**

《医宗金鉴·删补名医方论》云：所以古人治饮有温补之法，而治痰则无之也。王隐君制礞石滚痰丸，治老痰一方……若阳气不盛，痰饮兼作，又非此方所宜，当以指迷茯苓丸合而治之，用半夏燥湿，茯苓渗湿，风硝软坚，枳壳利气。别于二陈之甘缓，远于大黄、礞石之峻悍，殆攻中之平剂欤！

🔵 香砂养胃丸

1. 药物概况　香砂养胃丸为温里剂，具有温中和胃的功效。主治胃阳不足、湿阻气滞所致的胃痛、痞满，症见胃痛隐隐、脘闷不舒、呕吐酸水、嘈杂不适、不思饮食、四肢倦怠。组成：木香、砂仁、白术、陈皮、茯苓、半夏（制）、醋香附、枳实（炒）、豆蔻（去壳）、姜厚朴、广藿香、甘草。

2. 临证应用　用于治疗慢性浅表性胃炎及萎缩性胃炎、功能性消化不良，佐治呼吸道感染等。

▷▷▷ **追本溯源**

本方出自清代沈金鳌《杂病源流犀烛》。方中君药白术补益中气，健脾燥湿；臣药藿香化湿醒脾开胃，半夏燥湿化痰健脾，茯苓渗湿健脾，陈皮、砂仁、白豆蔻、厚朴疏畅气机、化湿、温中、止痛，香附疏肝解郁；佐以枳实化食消积；使以甘草调和诸药，益气健中。诸药共奏健脾祛湿、和胃畅中、消胀散满之功效。

◎ 资生丸

1. 药物概况　资生丸出自《先醒斋医学广笔记》，具有健脾开胃、消食止泻、调和脏腑、滋养荣卫的功效。主治脾胃虚弱，食不运化，脘腹胀满，面黄肌瘦，大便溏泄。组成：白术、人参、白茯苓、橘红、山楂肉、神曲（炒）、川黄连、白豆蔻仁、泽泻、桔梗、真藿香、甘草、白扁豆、莲子肉、干山药、麦芽面、芡实。

2. 临证应用　广泛用于治疗内、外、妇、儿各科疾病，如慢性萎缩性胃炎、妊娠胃痛、小儿疳积、婴幼儿腹泻及痤疮等，取得较好疗效。

▷▷▷ **追本溯源**

资生丸又名保胎资生丸、资生健脾丸、人参资生丸，为明代医家缪仲醇所创制。原书用于治疗妇人妊娠三月，脾虚呕吐，或胎滑不固，兼丈夫调中养胃，饥能使饱，饱能使饥。现代医学研究，薛峰等运用资生丸加减治疗慢性萎缩性胃炎，取得较好疗效，且能改善胃黏膜萎缩、肠化生及异型增生。

第三节

补脾方剂

什么是方剂呢？方剂是中医治病的重要利器之一。众所周知，古代中医治病方法有针刺、艾灸、导引、砭术、药草，方剂属于药草，方剂是在辨证的基础上选择合适的中草药组合而成的。中医治病，首先需要"辨证"，也就是根据疾病所表现的证候，分析辨别疾病当前阶段的病因、病机、病性、病位等，然后根据"辨证"的结果，对疾病确定恰当的治疗方法，在这种治法的指导下选用适宜的药物组合，这"药物组合"就是"方剂"。

方剂不是简单的药草堆砌，其组成是很讲究的，因为它是人体健康的警卫队，只有最合理的组合，才能将这些作用各异的警卫员组织成一支最精炼、能让疾病闻风丧胆的常胜警卫队，同时避免警卫员误伤人体。方剂的搭配组合是怎样的呢？古人以君、臣、佐、使来论述。金代医学家李杲在《脾胃论》中说："君药分量最多，臣药次之，使药又次之。不可令臣过于君，君臣有序，相与宣摄，则可以御邪除病矣。"清代吴仪洛解释说："主病者，对症之要药也，故谓之君，君者，味数少而分量重，赖之以为主也。佐君之谓臣，味数稍多，分量稍轻，所以匡君之不逮也。应臣者谓之使，数可出入，而分量更轻，所以备通行向导之使也。此则君臣佐使之义也。"

现代中医方剂学对君、臣、佐、使的说明很具体。

君药：针对主病或主证起主要治疗作用的药物，药力居方中之首，用量最大。

臣药：药力小于君药。方中作用有二：一为辅助君药加强治疗主病或主证的药物；二为针对兼病或兼证起主要治疗作用的药物。

佐药：药力小于臣药，一般用量较轻。方中作用有三：一为佐助，协助君、臣药加强治疗主病或主证，或直接治疗兼病或兼证；二为佐制，消除或减缓君、臣药的毒性与烈性；三为反佐，与君药性味相反而又能在治疗中起相成作用的药物。

使药：药力较小，用量较轻。方中作用有二：一为引经，能引方中诸药直达病所；二为调和，能调和诸药。

自古以来，流传下来的补脾类方剂十分丰富，不少方剂还被制成丸、散剂，被广泛使用，在此列举部分常用方剂及丸、散剂，供大家参详。

一、补脾气方

补中益气汤

补中益气汤是金代李杲所创立的补气升阳、甘温除热代表方。李杲是金代名医，中国医学史上"金元四大家"之一，中医"脾胃学说"的创始人。内科疾病如内脏下垂、久泻久痢、脱肛、乳糜尿、慢性肝炎，妇科疾病如子宫脱垂、月经过多、胎动不安、产后癃闭，眼科疾病如眼睑下垂、麻痹性斜视，神经科疾病如重症肌无力等，属脾胃气虚或中气下陷者，均可加减使用。

[组成] 黄芪 18 克，炙甘草 15 克，人参（去芦）6 克，当归 3 克，橘皮 6 克，升麻 6 克，柴胡 6 克，白术 9 克，水二盏，煎至一盏。

[功效] 补中益气，升阳举陷。

[主治] ①脾胃气虚证：饮食减少，体倦肢软，少气懒言，面色㿠白，大便稀烂，脉大而虚软。②气虚下陷证：脱肛，子宫脱垂，久泻久痢，崩漏，气短乏力，舌淡，脉虚。③气虚发热证：身热，动则汗出，气短乏力，渴喜热饮，舌淡，脉虚大无力。

[方解] 方中重用黄芪，味甘微温，入脾、肺经，补中益气，升阳固表，为君药。配人参、白术、炙甘草补气健脾为臣，与黄芪合用，增强其补中益气之功。血为气之母，气虚时久，营血亏虚，故用当归养血和营，协助人参、黄芪补气养血，橘皮理气和胃，诸药补而不滞，为佐药。以少量升麻、柴胡升阳举陷，协助君药以升提下陷之中气，为佐使药。炙甘草调和诸药，亦为使药。诸药合用，使气虚者补之，气陷者升之，气虚发热者，得此甘温益气而除之，元气内充，清阳得升，诸症自愈。

▷▷▷ **追本溯源**

《古今名医方论》云："凡脾胃一虚，肺气先绝，故用黄芪护皮毛而闭腠理，不令自汗。元气不足，懒言气喘，人参以补之；炙甘草之甘以泻心火而除烦，补脾胃而生气。此三味，除烦热之圣药也。佐白术以健脾；当归以和血；气乱于胸，清浊相干，用陈皮以理之，且以散诸甘药之滞；胃中清气下沉，用升麻、柴胡气之轻而味之薄者，引胃气以上腾，复其本位，便能升浮以生长之令矣。补中之剂，得发表之品而中自安；益气之剂，赖清气之品而气益倍，此用药有相须之妙也。是方也，用以补脾，使地道卑而上行；亦可以补心肺，损其肺者益其气，损其心者调其营卫也；亦可以补肝木，郁则达之也。惟不宜于肾，阴虚于下者不宜升，阳虚于下者更不宜升也。"

⊛ 固冲汤

固冲汤是治疗女性月经过多的常用方剂，来源于近代张锡纯的《医学衷中参西录》。现代多用于功能性子宫出血属脾气虚弱、冲任不固者。古人认为，冲脉为血海，脾为气血生化之源，主摄血统血，若脾气虚弱，统摄无权，或冲脉不固，则导致月经过多，此方为此证而设，益气健脾，固冲摄血，故以"固冲"名之。

［组成］炒白术 30 克，生黄芪 18 克，煅龙骨 24 克，煅牡蛎 24 克，山茱萸肉 24 克，白芍 12 克，海螵蛸 12 克，茜草 9 克，棕榈炭 6 克，五倍子 1.5 克。水煎服。

［功效］益气健脾，固冲摄血。

［主治］脾气虚弱、冲脉不固证。症见：月经量多，色淡质稀，心悸气短，腰膝酸软，舌淡，脉微弱。

［方解］方中重用白术、黄芪补气健脾使统摄有权，为君药。山茱萸肉、白芍补益肝肾，养血敛阴，使肝气调达，不横逆犯脾，为臣药。煅龙骨、煅牡蛎、棕榈炭、五倍子收涩补血，加上海螵蛸、茜草化瘀止血，使血止而无留瘀之弊，共为佐药。全方补气固冲治其本，收涩止血治其标，共奏固崩止血之功。

▷▷▷ **追本溯源**

《医学衷中参西录》记载：血崩之证，多有因其人暴怒，肝气郁结，不能上达，而转下冲肾关，致经血随之下注者，故其病俗亦名之曰气冲。兹方中多用涩补之品，独不虑于肝气郁者有妨碍乎？答曰：此证虽有因暴怒气冲而得者，然其血大下之后，血脱而气亦随之下脱，则肝气之郁者，转可因之而开。且病急则治其标，此证诚至危急之病也。若其证初得，且不甚剧，又实系肝气下冲者，亦可用升肝理气之药为主，而以收补下元之药辅之也。

张锡纯是清末民初的著名医家，是一位中西汇通的医学大家，他医德高尚，以济世救民为己任，以发扬光大祖国医学为宗旨。他善于思考、勇于创新，敢于提出不同见解，他主张中西汇通，参西以为中用，不失中医本色，治学严谨，制方遣药均以亲身实践为依据，他医术精湛，能起群医束手之沉疴，名震遐迩，为后学者之楷模。他善于钻研与总结，著书较多，可惜仅遗《医学衷中参西录》流传于世，该书从理论到临床，从辨证到用药，均从中西汇通观点出发，做了大量有益的尝试，具有很高的学术价值。

🕉 四君子汤

四君子汤是经典的补脾气方，主治脾气虚证，后世众多补脾益气方剂均由此方衍化而来。四君子汤收录于宋代的《太平惠民和剂局方》，由宋代太医局所编写，是第一部由官方主持编撰的成药标准，书中提到，常服此方，可温和脾胃，增加饮食，避免受到寒邪湿气的侵袭。现代用于慢性胃炎、胃及十二指肠溃疡属脾胃气虚者，常加减使用。

[组成]人参（去芦）9克，白术9克，茯苓（去皮）9克，甘草（炙）6克。

[用法]水煎内服。

[功效]健脾益气。

[主治]脾胃气虚证。症见：面色白，语声低微，气短，全身乏力，胃口差，大便稀烂，舌淡苔白，脉虚弱。

[方解]方中人参益气健脾养胃，为君药；白术苦温，健脾燥湿，配合人参，加强其益气助运化之力，为臣药；茯苓甘淡，健脾渗湿，与白术合用，健脾燥湿之力更强，为佐药；炙甘草甘温，益气和中，调和诸药，为使药。四药合用，共奏益气健脾之效。

［衍生方］

异功散（《小儿药证直诀》）：四君子汤加陈皮各等分，为细末，每服 6 克，水一盏，加生姜 5 片、大枣 2 枚，同煎。功效：益气健脾，行气化滞。主治：脾胃气虚兼气滞证所致的饮食减少、大便稀烂、胸脘痞闷不舒，或呕吐泄泻等。

六君子汤（《医学正传》）：四君子汤加陈皮各 3 克、半夏 4.5 克，上为细末，作一服，加大枣 2 枚、生姜 3 片，水煎服。功效：益气健脾，燥湿化痰。主治：脾胃气虚兼痰湿证所致的食少便溏、胸脘痞闷、呕逆等。

香砂六君子汤（《古今名医方论》）：人参 3 克，白术 6 克，茯苓 6 克，甘草 2 克，陈皮 2.5 克，半夏 3 克，砂仁 2.5 克，木香 2 克，生姜 6 克，水煎服。功效：益气健脾，行气化痰。主治：脾胃气虚、痰阻气滞所致的呕吐痞闷、不思饮食、脘腹胀痛、消瘦倦怠，或气虚肿满。

▷▷▷ **追本溯源**

《医方集解》云："人参甘温，大补元气，为君。白术苦温，燥脾补气，为臣。茯苓甘淡，渗湿泻热，为佐。甘草甘平，和中益土，为使也。气足脾运，饮食倍进，则余脏受荫，则色泽身强矣。再加陈皮以理气散逆，半夏以燥湿除痰，名曰六君，以其皆中和之品，故曰君子也。"

二、温脾阳方

🌀 苓桂术甘汤

苓桂术甘汤是治疗心源性、肾源性肢体水肿的常用基础方剂，来源于张仲景的《金匮要略》。现代用于慢性支气管炎、支气管哮喘、心源性或慢性肾小球肾炎所致的水肿属阳虚者。

［组成］茯苓 12 克，桂枝 9 克，白术 6 克，甘草 6 克。水煎服。

［功效］温阳化饮，健脾利湿。

［主治］痰饮证。症见：胸胁满闷，视物旋转，心悸，或短气而咳，怕冷，面色㿠白，舌苔白滑，脉弦滑。

［方解］方中以茯苓为君，甘淡性平，健脾利湿以化饮。饮属阴邪，非温不化，故以桂枝为臣，温阳化饮。苓桂相伍，一利一温，温化渗利。脾阳不足，湿不能化，则易于聚而为饮，故以白术为佐，白术健脾燥湿，脾气健运则湿邪不易复聚。甘草调和诸药，为使。

▷▷▷ **追本溯源**

1.《金匮要略·痰饮咳嗽病脉证并治》记载："心下有痰饮，胸胁支满，目眩，苓桂术甘汤主之。""夫短气有微饮，当从小便去之，苓桂术甘汤主之；肾气丸亦主之。"

2.《医宗金鉴·删补名医方论》记载："《灵枢》谓心

包络之脉动则病胸胁支满者，谓痰饮积于心包，其病则必若是也。目眩者，痰饮阻其胸中之阳，不能布精于上也。茯苓淡渗，逐饮出下窍，因利而去，故用以为君。桂枝通阳输水走皮毛，从汗而解，故以为臣。白术燥湿，佐茯苓消痰以除支满。甘草补中，佐桂枝建土以制水邪也。"

　　水肿是以头面、眼睑、四肢、腹背，甚至全身浮肿为临床特征的一类病证，多因感受外邪、饮食失调或劳倦过度等，导致肺、脾、肾、膀胱功能失常，体内水液潴留，泛滥肌肤所致。水肿有阳水和阴水之分。一般，阳水起病较急，病程较短，多成于数日之间，其肿多先起于头面，之后延及全身，或上半身肿甚，肿处皮肤绷紧光亮，按之凹陷即起，常兼见烦热口渴、小便赤涩、大便秘结等，常为表证、实证、热证。阴水起病多缓慢，部分由阳水转化而来，病程较长。其肿多先起于下肢，由下而上，渐及全身，或腰以下肿甚，肿处皮肤松弛，按之凹陷不易恢复，常兼见小便少但不赤涩、大便溏薄、神疲气怯等，多为里证、虚证、寒证。苓桂术甘汤所治疗之水肿为阴水。"

❂ 实脾散

　　实脾散摘录于《重订严氏济生方》，为治疗心源性、肾源性水肿的另一方剂。现代用于治疗心源性水肿、慢性肾小球肾炎、肝硬化腹水等属于阳虚者。

　　［组成］炮附子、姜厚朴、白术、木香、木瓜、草果仁、槟榔、茯苓、干姜（炮）各6克，炙甘草3克。上药捣

烂，每次取 12 克，水一盏半，生姜 5 片，大枣 1 枚，煎至七分，取药汁温服。

［功效］温阳健脾，行气利水。

［主治］脾肾阳虚之水肿。症见：身半以下肿甚，手足不温，口中不渴，胸腹胀满，大便稀烂，舌苔白腻，脉沉弦而迟者。

［方解］附子善温肾阳，助气化以行水；干姜温脾阳，助运化以制水，两者合用，温肾暖脾共为君药。臣以茯苓、白术健脾渗湿，使水湿从小便而利。木瓜芳香醒脾，可化湿，厚朴、木香、槟榔、草果行气燥湿，气行则湿化，气顺则胀消，皆为佐药。甘草、生姜、大枣调和诸药，和中益脾。诸药合用，共奏温肾暖脾、行气利水之效。此方以温补脾土之功偏胜，实脾以治水，故以"实脾"名之。

［备注］苓桂术甘汤与实脾饮都可治疗心源性、肾源性水肿，皆治脾阳不足之证，前者治疗痰饮停留于心下，在胸膈之间，而后者治证还存在肾阳不足，故水饮停留位置较下，以身半以下肿甚。

▷▷▷ **追本溯源**

《医方考》记载：脾胃虚寒，不能制水，则水妄行，故肢体浮肿。以无郁热，故口不渴，而大小便皆利。是方也，用白术、茯苓、甘草之甘温者，补其虚；用干姜、附子之辛热者，温其寒；用木香、草果之辛温者，行其滞；用厚朴、腹子之下气者，攻其邪，用木瓜之酸温者，抑其所不胜。名曰实脾者，实土以防水也。虽其药味不皆实土，然能去其邪，乃所以使脾气之自实也。

在前面谈及"归脾丸"时，我们提到了《济生方》一书，与此处《重订严氏济生方》有何不同吗？《济生方》于明代已经遗失，在清朝乾隆年间修《四库全书》时根据《永乐大典》收集整理出医论56则，方240余首，1979年浙江省中医研究所、湖州中医院参阅明清医著和朝鲜、日本医籍，予以修补编辑，名为《重订严氏济生方》，里面共集医论八十有五，处方五百余首。实脾饮为修补后补充的方剂。

⊙ 甘草干姜茯苓白术汤

甘草干姜茯苓白术汤又名"肾著汤"，主治"肾著"。此方来源于汉代张仲景的《金匮要略》，现代用于治疗坐骨神经痛、风湿性关节炎、慢性胃炎、十二指肠溃疡等属于寒湿证者。

［组成］干姜12克、茯苓12克、白术6克、甘草6克。水煎服。

［功效］祛寒除湿。

［主治］肾著。症见：身重腰以下冷痛，腰重如带五千钱，饮食正常，小便自利，舌淡苔白，脉沉迟或沉缓。

［方解］干姜辛热，温中祛寒为君药；茯苓淡渗利湿为臣药。两者配伍，一温一利，使寒祛湿消，除病之根。白术健脾燥湿，加强除湿之力，为佐药；甘草调和诸药、和脾胃，为使药。诸药合用，共奏祛寒除湿之效。

▷▷▷ **追本溯源**

《医方集解》记载："此足少阴，太阳药也。干姜辛热以燥湿，白术苦温以胜湿，茯苓甘淡以渗浊，甘草甘平和中而补土。此肾病而皆用脾药，益土正所以制水也。"

什么是"肾著"呢？《医宗金鉴》云："肾著者，谓肾为寒湿所伤，著而不行之为病也。肾受寒湿，故体重腰冷，如坐水中。虽形如水肿状，反不渴而小便自利，非水也，乃湿也。饮食如故，以病属下焦肾，而不属中焦故也……以甘姜苓术汤补土以制水，散寒以渗湿也。"肾之府为腰，肾著是以腰重冷痛为主要症状，因劳动汗出，衣服冷湿，或久居潮湿之地，寒湿侵入腰间，导致腰以下冷痛，如坐水中，腰重而冷，故称"肾著"。

🔆 四神丸

四神丸也是治疗腹泻的方剂，来源于《内科摘要》，为明代薛己所著。四神丸与参苓白术散不同，它适合于脾肾阳虚之泄泻。脾虚湿困的腹泻与脾肾阳虚的腹泻有何不同呢？脾肾阳虚比脾虚更严重，脾气更虚而生寒，则为脾阳虚，脾阳虚严重时可耗伤肾阳，脾肾阳气皆虚，内寒则生，五更（凌晨 04:48 左右）属于阴气极盛，阳气萌发之时，阳气当至而不至，阴气盛而下行，则为泄泻，这种泄泻也叫五更泻、鸡鸣泻。现用于慢性结肠炎、过敏性结肠炎属脾肾虚寒者。

［组成］补骨脂 12 克，肉豆蔻、吴茱萸、五味子各 6

克。上为细末，生姜 12 克，大枣 50 枚，用水一碗，煮生姜、大枣，水干，取枣肉，制成梧桐子样大小，每次服50～70 丸，空腹服。

［功效］暖脾温肾，固肠止泻。

［主治］脾肾阳虚之泄泻。症见：五更泄泻，不思饮食，食不消化，或腹痛肢冷，神疲乏力，舌淡，苔薄白，脉沉迟无力。

［方解］方中补骨脂用量最大，辛苦大温，补命门之火以温养脾土，为君药；肉豆蔻温脾暖胃，涩肠止泻，与补骨脂合用，共奏温肾暖脾、固肠止泻之效，为臣药；五味子酸温，固肾益气，涩精止泻，吴茱萸辛温大热，温暖肝、脾、肾以散阴寒，为佐药；生姜暖胃散寒，大枣补脾养胃，为使药。诸药合用，使火旺土强，故泄泻自愈。为何方名"四神"呢？清代著名医家王子接在《绛雪园古方选注》中说："四种之药，治肾泄有神功也。"

▷▷▷ **追本溯源**

《医方集解》记载：此足少阴药也。补骨脂辛苦大温，能补相火以通君火，火旺乃能生土，故以为君；肉蔻辛温，能行气消食，暖胃固肠；五味咸能补肾，酸能涩精；吴茱辛热，除湿燥脾，能入少阴、厥阴七分而补火；生姜、大枣补土，所以防水。盖久泻皆有肾命门火衰，不能专责脾胃，故大补下焦元阳，使火旺土强，则能制水而不复妄行也。

薛己是明代的著名医家，其幼承家学，深得父亲薛铠的传授，后来跟随张元素、李杲学习，深得张、李医术之精妙。当时，朱丹溪"阳常有余，阴常不足"之"相火论"盛行，医家大多重视寒凉降火，克伐阳气，产生不少弊端。薛己根据前人的经验及自己的用心研究，融东垣脾胃之说及王冰、钱乙肾命水火之说，重视先天之肾及后天之脾的辨证，治疗用药倡导温补，成为温补学派大家，对后世温补学派的产生与形成具有启发作用。

◎ 温脾汤

温脾汤是用于治疗便秘的常用方，来自《备急千金要方》，为唐代孙思邈所创。温脾汤适用于脾阳不足、寒邪积滞于肠道而出现的便秘，现代用于急性单纯性肠梗阻或部分肠梗阻等属此证者。

〔组成〕大黄15克，当归、干姜各9克，制附子、人参、芒硝、甘草各6克。水煎服。

〔功效〕攻下寒积，温补脾阳。

〔主治〕寒积腹痛。症见腹痛便秘，脐下绞结，绕脐不止，手足不温，苔白不渴，脉沉弦而迟。

〔方解〕制附子温补脾阳，祛除寒邪；大黄泻下，攻逐积滞。大黄虽然性质寒凉，但与辛热的制附子配伍，共奏温下攻逐寒邪积滞的功效，共为君药。芒硝、当归润肠软坚，助大黄泻下积滞，干姜稳中助阳，助附子温阳祛寒，均为臣药。人参、甘草益气健脾，"邪之所凑，其气必虚"，脾阳不足除了需要温阳散寒，还要健运脾气，使其功能逐渐恢复，为佐药。甘草调和诸药，兼为使。

▷▷▷ **追本溯源**

《成分便读》记载：此方治寒积之一法也。凡积之所成，无不由于正气之需，故以参、甘以培其气，当归以养其血，使气血复其常度，则邪去而正乃不伤。病因寒起，故以姜、附之辛热，使其走者走，守者守，祛寒散结，纤悉无遗，而后硝黄导之，由胃入肠，何患乎病不去哉？

孙思邈是唐代著名医家，有"药王"之称，他不仅知识渊博、医术高超，其医德更受世代称颂。《备急千金要方》中的"大医精诚"，正是我们中医学子入学时必须进行宣誓的誓言，其提出医德和医术要统一，对医德规范概括为"十要""十不要"，为后世医家所认可、充实与发展，逐渐形成具有我国传统特色、系统又完整的医学伦理体系。孙思邈深受道家学说的影响，隐居深山，过着"采菊东篱下，悠然见南山"的简单自足生活，他善于养生，据说他活到141岁，被后人尊称为"孙真人"，他是我们所知道的古代医家中最长寿的。

三、理脾气方

⚕ 二陈汤

二陈汤录自宋代《太平惠民和剂局方》，是治疗咳嗽的常用方剂。中医常说："脾为生痰之源，肺为贮痰之器"，咳嗽有痰，尤其白痰，往往和脾有关系。二陈汤正是治疗此类咳嗽的良药。现代用于治疗慢性支气管炎、肺气肿、慢性胃炎、妊娠呕吐、神经性呕吐等属痰湿或湿阻气机者。

［组成］半夏（汤洗）、橘红各15克，茯苓9克，炙甘草4.5克，生姜7片，乌梅1个。水煎服。

［功效］燥湿化痰，理气和中。

［主治］痰湿咳嗽。症见：痰多色白易咯，胸及上腹满闷，恶心欲呕，肢体困倦，或头晕心慌，舌苔白腻，脉滑。

［方解］方中半夏性温燥，燥湿化痰，降逆和胃，为君药。橘红理气燥湿，助半夏化痰，理脾气，使气顺痰消，为臣药。茯苓健脾渗湿，使湿去脾旺，绝生痰之源；生姜降逆化饮，不仅可制半夏之毒，还可助半夏、橘红行气消痰，和胃止呕；乌梅敛降肺气，与半夏同用，散中有收，使祛痰而不伤正，诸药共为佐药。甘草调和药性而润肺和中。诸药合用，标本兼顾，燥湿化痰，理气和中，为祛痰之要方。方中半夏、橘红，存放年月越陈久则效果越佳，故方名"二陈"汤。

▷▷▷ **追本溯源**

《医方考》记载：湿痰者，痰之原生于湿也。水饮入胃，无非湿化，脾弱不能克制，停于胸膈，中、下二焦之气熏蒸稠黏，稀则曰饮，稠则曰痰，痰生于湿，故曰痰湿。是方也，半夏辛热能燥湿，茯苓甘淡能渗湿，湿去则痰无由以生，所谓治病必求于本也；陈皮辛温能利气，甘草甘平能益脾，益脾则土足以制湿，利气则痰无能留滞，益脾治其本，利气治其标也。

中药中除了这"二陈"，还有什么药材存放越陈久效果越好呢？答案是：枳壳、麻黄、吴茱萸和狼毒！《药性赋》中云："枳壳陈皮半夏齐，麻黄狼毒及茱萸，六般之药宜陈久，入药方知奏效奇。"这六种药材，不是随便存放就可以了，懂得保存才能保证药效，随便保存很容易使药效流失。

平胃散

平胃散来源于《太平惠民和剂局方》，为治腹胀方。在南方潮湿之地较为多用，该方组成简单，只有四味中药，但药力专攻，临床常根据患者具体情况加减使用。现代该方主要用于慢性胃炎、胃肠功能紊乱、胃及十二指肠溃疡属湿滞脾胃者。

［组成］苍术120克，厚朴（姜制炒香）90克、陈皮（去白）60克，甘草（锉，炒）30克。上为细末，每服6克，以水一盏，入姜二片、干枣两枚，同煎至七分，去姜、枣热服。

［功效］燥湿运脾，行气和胃。

［主治］湿滞脾胃证。症见：脘腹胀满，不思饮食，恶心呕吐，嗳气反酸，肢体困重，倦怠喜卧，舌苔白厚腻，脉缓。

［方解］此方以苍术为君药，燥湿运脾，健脾祛湿；厚

朴辛苦温，芳香苦燥祛湿，且能行气消胀，与苍术同用，燥湿以健脾，行气以化湿，湿气化则脾得健运，故为臣；佐以陈皮理气和胃，芳香醒脾，佐助苍术、厚朴之力。甘草甘味和中，调和诸药，加姜、枣调和脾胃。全方共奏燥湿运脾、行气消痞、调畅气机、健运脾胃之功。

▷▷▷ **追本溯源**

明代吴昆所撰《医方考》记载：苍术味甘而燥，甘则入脾，燥则胜湿；厚朴味温而苦，温则益脾，苦则燥湿，故二物可以平敦阜之土。陈皮能泄气，甘草能健脾，气泄则无湿郁之患，脾强则有制湿之能，一补一泄，又用药之则也。是方也，湿土太过者能用之，若脾土不足及老弱、阴虚之人，皆非所宜也。

《太平惠民和剂局方》是世界上第一部官方主持编撰的成药处方范本，里面记载的处方都是精挑细选、有效且很具代表性的，所以里面的不少成药仍被当今世人广泛使用，例如至今为大家所熟知的至宝丹、牛黄清心丸、苏合香丸、紫雪丹、四物汤等就出自此书，该书是一部流传广、影响大的临床方书。

🏮 **枳实消痞丸**

枳实消痞丸来源于《兰室秘藏》，是金代李杲留下的一首名方，为治腹胀的常用方。前面提到李杲的补中益气汤善治脾气虚弱、中气下陷之脾胃病，用治纯虚之证。而枳实消痞丸则是治疗虚实夹杂之证，用于脾胃虚弱，寒热邪气入侵、食湿气滞于中焦之脾胃病。临床上，患者纯虚证少，而虚证基础上合并各种病理产物（如痰湿、瘀血、气滞之类）的多，故枳实消痞丸使用得更多。现代用于慢性胃炎、胃肠神经官能症、慢性支气管炎属脾虚气滞、寒热错杂者。

［组成］枳实、黄连各15克，人参、半夏曲各9克，白术、干姜、茯苓、麦芽曲、炙甘草各6克，厚朴（炙）12克。为细末，汤浸蒸饼为丸，梧桐子大，每服五七十丸，温开水送服，勿餐前、后服（建议餐前或餐后间隔至少1小时服用）。

［功效］行气消痞，健脾和胃。

［主治］脾虚气滞、寒热互结证。症见：剑突下胀满，胃口差，疲乏，肢体困重，大便失调，时干时稀。

［方解］枳实辛温行气以消痞，为君药；厚朴下气除满，助枳实消痞之力为臣药；半夏和胃散结而除痞，干姜温中祛寒，黄连清热燥湿，三药合用，辛开苦降，调寒热，助枳实、厚朴行气开痞，麦芽消食和胃，人参、白术、茯苓、炙甘草补中健脾，诸药共为佐药。炙甘草调和诸药，兼为使药。全方攻补兼施，寒热并用，为脾胃虚弱、兼夹寒热食滞之良方。

▷▷▷ **追本溯源**

《成方便读》记载："夫满而不痛者为痞。痞属无形之邪，自外而入，客于胸胃之间，未经有形之痰血饮食互结，仅与正气搏聚一处为患。故以黄连、干姜并用，一辛一苦，一散一降，则无论寒热之邪，皆可开泄，二味实为治痞之主药。然痞结于中，则气壅湿聚，必渐至痰食交阻，故以枳实破气，厚朴散湿，麦芽化食，半夏行痰，自无胶固难愈之势。但邪之所凑，其气必虚，故必以四君子坐镇中州，祛邪扶正，并驾齐驱。故此方无论虚实之痞，皆可治之。用蒸饼糊以谷气助脾胃之蒸化耳。"

《兰室秘藏》是李杲生平临证的记录，但却是李杲去世20年后所成，故并非李杲所写，而是其弟子罗天益整理遗稿所得。罗天益也是一位出色的医家，他向李杲学医多年，深刻领悟李杲的学术思想，他整理刊出了多部李杲的医学著作，对传播"东垣之学"起到了重要作用。他出师门后回乡行医，后随军征战，在军中还四处访师问贤，晚年以《黄帝内经》《难经》理论及李杲之学术思想为宗，博采众家，结合自己的临床体会，著成《卫生宝鉴》一书，在易水学派理论形成和发展过程中起到举足轻重的作用。

☺ 肥儿丸

肥儿丸是另一首治疗消化不良的方剂，用于小儿疳积（主要针对虫积引起的）。方子来源于宋代《太平惠民和剂局方》。现代用于小儿蛔虫病、小儿慢性消化不良等属于脾虚食积、虫积者。

[组成] 神曲（炒）300克，麦芽（炒）150克，黄连（去须）300克，肉豆蔻（面裹煨）150克，使君子150克，槟

榔（细锉）20个，木香60克。为细末，猪胆汁为丸，如粟米大，每次服三十丸，根据岁数加减，温水送服，空腹服下。

［功效］健脾消食，清热驱虫。

［主治］小儿疳积。症见：消化不良，面黄体瘦，肚子胀满，发热口臭，大便稀烂，以及虫积腹痛。

［方解］方中重用神曲、麦芽消食化积，健脾和中；黄连清热燥湿，治生虫之源；肉豆蔻、木香健脾止泻，行气止痛；槟榔、使君子下气驱虫，化积消疳；猪胆汁和药，与黄连为伍，增其清热之力。诸药合用，驱虫消积，健脾清热，使食积消、脾气健、湿热去、虫积除，正气恢复，病愈而体胖，故得名"肥儿丸"。

笔者认为，小儿脏器未充，脏腑娇嫩，而药物性猛攻伐，一般不宜多用，临床力求中病即止，故妈妈们还是要在医生指导下给孩子使用该药，避免对孩子造成不良影响。

▷▷▷ **追本溯源**

1.《太平惠民和剂局方》记载：治小儿疳病者，多因缺乳，食吃太早所致；或因久患脏腑，胃虚虫动，日渐羸发竖，不能行步，面黄口臭发热，面无精神，此药杀虫进食。

2. 使君子和槟榔都是驱虫药。槟榔可用来治疗绦虫、钩虫、蛔虫、蛲虫、姜片虫等寄生虫感染，而使君子对小儿蛔虫病、蛲虫病等寄生虫病疗效好。若使用不当，会导致不良后果。如长期嚼槟榔，导致牙齿变红变黑，甚至提前掉牙，容易形成牙石，引起口腔黏膜炎症甚至口腔癌，可以刺激胃黏膜形成胃炎甚至穿孔；大量使用使君子会导致呃逆、头晕、呕吐、腹泻等症状，若与热茶同服，也可导致呃逆、腹泻，故使用时避免饮茶。但正确使用两药，可以起到很好的杀虫效果，且很安全，所以，建议孩子们在医生指导下合理使用。

◎ 完带汤

完带汤是治疗女性带下病的常用方剂，来源于明末清初傅山的《傅青主女科》。现代用于阴道炎、宫颈糜烂属肝脾不和、湿浊下注者。

［组成］土炒白术、山药各 30 克，人参 6 克，酒炒白芍 15 克，车前子 9 克，苍术 9 克，陈皮 2 克，黑芥穗 2 克，柴胡 2 克，甘草 3 克。水煎服。

［功效］疏肝健脾，化湿止带。

［主治］脾虚肝郁，湿浊带下。症见：带下清稀色白，肢体困倦，舌淡苔白，脉缓或濡弱。

［方解］此方白术、山药重在补脾祛湿，使脾气健运，湿浊能消，山药还能补肾以固带脉，使带脉约束有权，带下可止，共为君药。人参补中益气，以增君药补脾之力，苍术燥湿运脾，以助祛湿化浊之功，白芍柔肝理脾，使木达而脾土自强，车前子利湿清热，使湿浊从小便而利，共为臣药。陈皮理气，使君药补而不滞，又能行气化湿；黑芥穗、柴胡与白术相配，则升发脾胃清阳，与白芍相配，则可梳理肝

气，使木气条达，则不横逆犯脾，共为佐药。甘草调和诸药为使。诸药合用，使脾气健旺，肝气调达，清阳得升，湿浊得化，则白带自止。

▷▷▷ **追本溯源**

《傅青主女科》上卷曰："夫带下俱是湿证，而以'带'名者，因带脉不能约束，而有此病，故以名之。盖带脉通于任督，任督病而带脉始病……加以脾气之虚，肝气之郁，湿气之侵，热气之逼，安得不成带下之病哉？故妇人有终年累月下流白物，如涕如唾，不能禁止，甚则臭秽者，所谓白带也。夫白带乃湿盛而火衰，肝郁而气弱，则脾土受伤，湿土之气下陷。是以脾精不守，不能化荣血以为经水，反变为白滑之物，由阴门直下，欲自禁而不可得也。治法宜大补脾胃之气，稍佐以舒肝之品，使风木不闭塞于地中，则地气自升腾于天上，脾气健而湿气消，自无白带之患矣。"

傅山，字青主，别号石道人，是明末清初著名医家，也是一位杰出的思想家、文学艺术家，其对经、史、诸子、道教、佛教、诗文书画、音韵、训诂、金石、考据、杂剧以及医学，皆有深入研究，多有独到之处，是一位多才多艺的学者。其所著的《傅青主女科》至今仍是中医妇科经典之作，是妇科医师必读之书，其论治经、带、胎、产诸症多有发明，建立以"大补气血"为核心的补虚扶正思想体系。

㈣、养脾阴方

☺ 麻子仁丸

麻子仁丸出自医圣张仲景的《伤寒论》，该方可治疗脾约证引起的便秘，故又称为"脾约丸"。现代用于习惯性便秘、老年人与产后便秘、痔疮术后便秘等属胃肠燥热者。

[组成] 麻子仁48克，芍药、枳实（炙）各24克，杏仁（去皮、尖，熬，别作脂）24克，厚朴（炙，去皮）30克，大黄（去皮）48克。六味为细末，炼蜜为丸，如梧桐子大，日三服，每次十丸。如果此量效果欠佳，可逐渐增加用量，便通即止。

[功效] 润肠泻热，行气通便。

[主治] 脾约证。症见：胃肠燥热，脾津不足，大便秘结，小便频数。

[方解] 方中麻子仁用量最大，其质润多脂，滋脾润肠通便，为君药；大黄苦寒泻下，攻积通便，杏仁利肺降气，润燥通便，芍药养阴敛津，柔肝理脾，共为臣药；枳实下气破结，厚朴行气除满，以加强泻下通便之力，为佐药。蜂蜜润燥滑肠，调和诸药。全方攻润相合，使津液充足，腑气畅顺，泻下而不伤正气。

▷▷▷ **追本溯源**

《医方考》记载：伤寒差后，胃强脾弱，约束津液不得四布，但输膀胱，致小便数而大便难者，主此方以通肠润燥。枳实、大黄、厚朴，承气汤也；麻仁、杏仁，润肠物也；芍药之酸，敛津液也。然必胃强者能用之，非若胃强，则承气之物在所禁也。

什么是脾约证呢？中医认为，脾胃是互为表里的脏与腑，也就是两者功能相似、关系密切，胃负责受纳、消化、吸收、传导水谷，脾负责将胃吸收的养分输布全身，给身体提供营养与能量。但是当胃肠燥热时，胃肠的津液不足，累及脾脏，使其津液不足，其输布津液的功能受到约束，由此产生的大便秘结，称为"脾约证"。

琼玉膏

琼玉膏录自宋代洪遵的《洪氏集验方》，此方由申铁翁所创，为治疗肺痨后期脾胃虚弱、肺肾阴虚的方剂。中医认为，脾属土，肺属金，从五行关系来讲，土生金，故肺气虚或肺阴虚时，可从补脾入手。现代此方主要用于治疗肺结核后期证属脾胃虚弱、肺肾阴虚者。

［组成］人参360克，生地黄5千克，茯苓450克，白蜜2.5千克。人参、茯苓研为细末，蜜过滤，地黄取汁去渣，诸药调匀，放入银、石器或好瓷器内封闭留用。每天早上两汤勺，温酒化开服用，不饮酒者用温开水送服。

［功效］滋阴润肺，益气补脾。

［主治］肺痨。症见：干咳少痰，咽部干燥，咯血，消瘦，疲乏气短，舌红少苔，脉细数。

　　[方解]方中重用生地黄滋肺肾之阴，为君药。脾喜甘，白蜜甘甜，补中润肺，为臣药。中医认为，肾五行属水，肺金可生肾水，脾土可生金，故两药合用，补脾土、益肺阴、滋肾水。人参、茯苓健脾气以生肺金，茯苓味淡气薄，能化痰液，在大量甘寒之品中，使滋而不腻，补而不滞。若早上用温酒化服，可避免地黄滋腻的弊端。全方药性平和，外观如琼瑶玉液，有"琼玉"之名。

　　洪遵为宋代人，与前述医家不一样的是，"医"是他的副职，他的主职却是一个有所作为的政治活动家，他官至丞相，被封为"信国公"。他才华横溢、技艺高超，知识面广，著述宏富，涉及文史诗词、玉石古玩、钱币医学等，他所著的《泉志》为现存最早的钱币学著作，他被认为是古代一位难得的钱币专家。他所著的《洪氏集验方》是他平生用之确有效验或虽未及用而传闻可信之方，汇辑而成，在江淮间流行，医家多用。

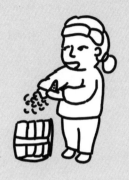

第六章

由外到内治脾虚

第一节

艾灸补脾法

一、艾灸

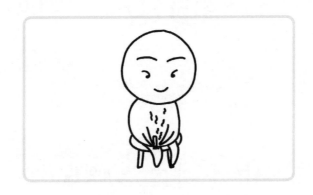

艾灸历史悠久，有史料记载的可以追溯到殷商时代。在出土的殷商甲骨文中，有这样一个字：形象为一个人躺在床上，腹部安放着一撮草，很像用艾灸治病的示意。另外，长沙马王堆出土的《五十二病方》也记载了许多艾灸有关内容，其中有"以艾裹，以艾癞者中颠，令烂而已"的说法。

还有另一种说法，艾灸起源于石器时代。灸法需要火，而火产生于石器时代，先民尝试用火烧灼身体固定部位的方法治疗疾病，初级灸法从此产生。后来，经过不断实践，人们最终选用既易点燃又有药理作用的艾草，作为艾灸的主要材料，于是将这种方法命名为艾灸。

众说纷纭，真相不得而知。但总而言之，华夏人民其实很早就把艾灸作为治疗疼痛的一种方法。

经过三皇五帝、夏、商、周时代的发展，时至战国《孟子·离娄》书中记载："七年之病，求三年之艾，苟为不蓄，终身不得"，可知艾灸已渐而成形，开始受医家青睐。被尊为医圣的东汉张仲景提出"阳证宜针，阴证宜灸"的灸法论点，同时他提及了艾灸的十二条要点。三国时期第一部灸法专著《曹氏灸经》问世。晋朝灸法又有重大发展，此时的艾灸，不单作为治疗方法，也是养生保健的优选，而瓦甄灸的发明，则为后世灸法的工具奠定了基础。

唐代著名医学家孙思邈首次运用艾灸预防传染病，利用"性、味、归经"的原理，开创艾灸器械运用的先河，创立职业艾灸师。艾灸在宋、元时期飞跃发展，不单太医院创立针灸专科，完善了灸法学科的资料与运用，并开创如天灸等时令灸法。明代医家进一步把针法与灸法联合使用，针灸的著作大批量面世，为后人留下巨大的财富。明末清初时期，清兵入关，战火连连，历代专著遗失，导致艾灸发展有所停滞。到了清末，西方医术的传入，则让中华医学受到前所未有的冲击。

时光飞逝，中华人民共和国成立以后，艾灸重新起航。经过70多年的探索，艾灸在中医药大发展的快车道上，亦踏上国际舞台，备受国际医学界关注与青睐。

二、岭南艾灸代表人物——鲍姑

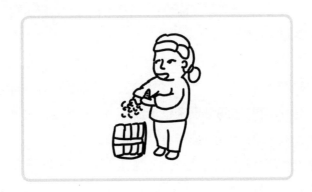

岭南地区说起艾灸，必须提到鲍姑。鲍姑者，何许人也？

鲍姑，古代四大女名医之一，东晋人，字潜光，山东人。自小随父至岭南地区，其父鲍靓时任南海郡太守，其丈夫是赫赫有名的小仙翁——葛洪。夫妻两人栖居罗浮山，在山中发现上品南药"红脚艾"，用"红脚艾"为原料，制成艾绒，捏成艾塔，为患者治疗，常常比针法治疗要事半功倍。

鲍姑除了在罗浮山悬壶济世，她还在越岗山（现广州市应元路三元宫内）设医庐造福百姓，被尊称为"鲍仙姑"。鲍姑的灸法经验主要记载在葛洪的《肘后备急方》。全书记有针灸方109条，其中灸方占99条。书中较详明记述灸法的作用、疗效、操作方法、注意事项等，丰富了中医学的灸法内容。

三、脾虚艾灸常用穴位

1. 中脘

定位：属任脉。在上腹部，脐中上4寸，前正中线上，胸骨下端和肚脐连接线中点即为此穴。

穴位解析：主治消化系统疾病如腹胀、腹泻、腹痛、腹鸣、吞酸、呕吐、便秘、黄疸等，此外对一般胃病、食欲不振、目眩、耳鸣、青春痘、精力不济、神经衰弱也很有效。艾条悬灸15～20分钟。

2. 关元

定位：属任脉。在下腹部，前正中线上，当脐中下3寸。

穴位解析：主治中风脱证、肾虚气喘、遗精、阳痿、疝气、遗尿、淋浊、尿频、尿闭、尿血、月经不调、痛经、经闭、带下、崩漏、腹痛、泄泻、痢疾及尿路感染、功能失调性子宫出血、子宫脱垂、神经衰弱、晕厥、休克等，并有强壮作用。艾炷灸7～10壮；或艾条悬灸15～30分钟。

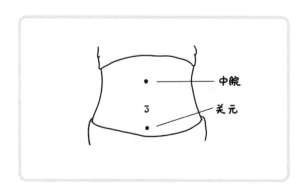

3. 丰隆

定位：属足阳明胃经。位于人体的小腿前外侧，外踝尖上8寸，条口穴外1寸，距胫骨前缘两横指（中指）。

穴位解析：主治头痛、眩晕、痰多咳嗽、呕吐、便秘、水肿、癫狂痫、下肢痿痹等。丰隆是脾虚湿困患者艾灸的重点穴位，在减肥界也有一席之地。隔物灸30~60分钟；艾条悬灸10~20分钟；艾炷灸5~7壮。

4. 足三里

定位：属足阳明胃经。位于小腿外侧，犊鼻下3寸，犊鼻与解溪连线上。

穴位解析：主治胃肠病证、下肢痿痹、神志病、外科疾患、虚劳诸证。足三里是著名的强身保健穴位。《黄帝内经灵枢》曰："邪在脾胃，则病肌肉痛；阳气有余，阴气不足，则热中善饥；阳气不足，阴气有余，则寒中肠鸣、腹痛；阴阳俱有余，若俱不足，则有寒有热。皆调于三里。"妥妥的实力派。每日午后13:00—15:00，是艾灸足三里的最佳时间。艾条悬灸15~20分钟；艾炷灸9壮。

5. 解溪

定位：属足阳明胃经。在足背与小腿交界处的横纹中央凹陷中，当踇长伸肌腱与趾长伸肌腱之间。

穴位解析：主治头痛、眩晕、目赤、腹胀、便秘、癫狂、头面浮肿、下肢痿痹、脚腕无力等。解溪穴是全身祛痰、祛湿的穴位，对于解除下肢水肿有较好的效果。艾炷灸3~7壮；艾条悬灸5~15分钟。

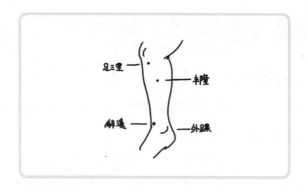

足三里　　　　　　丰隆

解溪　　　　　　外踝

6. 脾俞

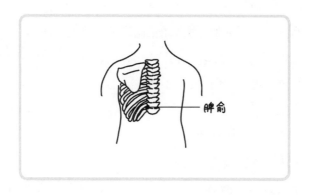

脾俞

定位：属足太阳膀胱经。背部第 11 胸椎棘突下，后正中线旁开 1.5 寸。

穴位解析：主治腹胀、腹泻、呕吐、痢疾、便血等脾胃肠腑病证，以及背痛。脾俞穴是脾散热除湿之要穴，脾之湿热由此处向膀胱经疏散。艾条悬灸 10 ~ 20 分钟；艾炷灸 5 ~ 7 壮。

四、常见脾虚证候艾灸指引

🍵 脾虚型胃痛

脾虚型胃痛可分为脾胃虚寒型、脾阳虚型等。

治法：温中健脾，和胃止痛。

艾灸方法：腹部，灸关元、神阙、气海、天枢、中脘；背部，灸脾俞、胃俞、肾俞；灸足三里进行保健。

🍵 脾虚型泄泻

治法：泻肝补脾，缓急止泻。

艾灸方法：背部，灸肝俞、脾俞；四肢，灸丰隆、内关；必要时可灸太白。

🍵 脾虚型消化不良

治法：健脾益气，调中和胃。

艾灸方法：腹部，灸中脘、神阙；背部，灸脾俞、大椎；四肢，灸内关、大陵、足三里。

🍵 脾虚型水肿

脾虚型水肿可分为脾气虚型和脾阳虚型。

治法：益气健脾或温阳健脾，利水渗湿。

艾灸方法：背部，灸脾俞、肾俞；四肢，灸足三里、曲池、三阴交。

❂ 脾不统血

治法：补气摄血。

艾灸方法：腹部，灸关元；背部，灸脾俞；四肢，灸足三里、三阴交、隐白。

❂ 中气下陷

治法：补中益气，升阳举陷。

艾灸方法：头部，灸百会；腹部，灸关元；背部，灸大椎、脾俞、肾俞；四肢，灸足三里。

❂ 脾虚湿困

治法：清热祛湿，利水渗湿。

艾灸方法：背部，灸脾俞、肾俞；四肢，灸三阴交、足三里、阴陵泉、委中。

五、脾虚艾灸优劣之处

❂ 优点

1. 调和阴阳。人体阴阳平衡是防止疾病发生和发展的根本。艾灸疗法通过补泻作用，达到调和阴阳的功效。

2. 温通经络，驱散寒邪。艾叶性温，加之点燃熏灸，使热力深达肌层，温气行血。艾灸能温通经络、散寒除湿、调理气血、宣痹止痛。

3. 行气活血，消瘀散结。气见热则行，见寒则凝，气温则血行。艾灸为温热刺激，可使气血调和、营卫和畅、血脉和利而行气活血，消瘀散结。

4. 温阳补虚，补中益气。对于慢性疾病（如久泻、久痢等）属脾肾阳虚者，可缓慢补充升举阳气。

5. 回阳救逆。阳气虚弱不固，轻者不陷，重者虚脱。艾叶性属纯阳，火本属阳，两阳相合，可益气温阳，升阳举陷，扶阳固脱。

🌑 缺点

1. 操作不当，产生化脓甚至结痂，留下外伤易感染。

2. 对操作者要求较高，操作时宜有专业医生指导。

3. 操作不当容易产生火情。

4. 疗程耗时较长。

第二节

按摩补脾法

脾在五行属土，"土曰稼穑"，古人认为土生万物，孕育大自然。简单梳理可知，补脾四季适宜，补脾方式有很多，广义来说是内治和外治，细化来说有食疗、针灸、按摩、理疗、中药、运动保健等，本节重点分享按摩的方法与部位。

一、按摩缘起

先秦名医扁鹊，曾用按摩疗法，治疗虢太子的尸厥症。中国最早的按摩专著，当推《黄帝按摩经》，但已失传。中医经典《黄帝内经》在许多地方谈到按摩，如"形数惊恐，经络不通，病生于不仁，治之以按摩醪药"。魏、晋、隋、唐时期，设有按摩科，相应建立了按摩医政。明代，太医院将按摩列为医政十三科之一。清代，封建礼教认为按摩"有伤大雅"，属劳力者的"贱技"，非"奉君之道"，遂使按摩术冷落，但按摩疗效显著，故在民间仍有发展，特别是小儿推拿盛行。

诗人陆游《闲中作》云："呼童按摩罢，倚壁久伸余。"

二、按摩简述

与有些人想象的不一样，按摩不是分为中式和泰式。事实上，根据其作用主要分为保健类按摩、休闲型按摩和治疗性按摩。保健类按摩主要目的是恢复肌肉神经的活力，摆脱亚健康状态，提振精神；治疗性按摩主要是治疗一些肌肉神经的损伤，配合火罐、刮痧、艾灸等传统中医技法，经过一定疗程，达到康复和好转的目的，强调的是治疗后的效果；休闲型按摩主要强调对人体精神的放松，除按摩手法外，强调人对视、听、嗅等感觉氛围的整体影响。

按摩治疗的范围很广，在伤科、内科、妇科、儿科、五官科以及保健美容方面都可以适用，尤其是对于慢性病、功能性疾病疗效较好。按摩的常用手法有十七种，即推法、擦法、揉法、揉捏法、搓法、按法、摩法、拍击法、抖法、运拉法、拿法、擦法、刮法、掐法、弹筋法（提弹法）、拔法（分筋法）、理筋法（顺筋法），并不亚于任何一门学科，细细道来也是长篇巨幅。

三、补脾相关穴位与按摩方法

按摩足太阴脾经和足阳明胃经相关穴位，能够起到补脾、健脾作用。穴位按摩基本操作方法：将拇指（或示指、中指）的指腹按在穴位上，用手指做顺时针或逆时针揉动按压。每个穴位按揉 100～200 下，按揉时手指要有一定力度。每天早、晚各按摩 1 次。

1. 隐白　为足太阴脾经井穴，本穴有地部孔隙与脾经体内经脉相连，穴内气血为脾经体内经脉外传之气，因气为蒸发外出，不易被人所觉察，十分隐秘，且位置又在脚指头之偏隐处，故又称鬼眼。

【定位】在足大趾末节内侧，距趾甲角 0.1 寸。

【主治】腹胀，便血，尿血，月经过多，崩漏，癫狂，多梦，惊风。

【手法】用拇指和示指揉捏足大趾末节两侧，按压时要注意力度稍重，每次按摩 5 分钟，每日按摩 2 次。

2. 太白　为足太阴脾经原穴，此穴主要升发肺部阳气汇于足太阴脾经，与血气结合补充脾经经气不足的缺陷，从而达到脾肺双补的功效。

【定位】在足内侧缘，当足大趾本节（第 1 跖骨关节）后下方赤白肉际凹陷处。

【主治】胃痛，腹胀，肠鸣，泄泻，便秘，痔漏，脚气病，体重节痛（身体沉重、关节疼痛）。

【手法】按摩最好在吃饭之前，可以用一只脚的脚跟踩压在另一只脚太白穴的位置，一直踩压 3 分钟。

3. 公孙　为足太阴脾经络穴，本穴为脾经与冲脉的气血相会后化成了天部的水湿风气。本穴物质来源于两个方面，一是太白穴传来的天部之气，二是由地部孔隙传来的冲脉高温经水。冲脉的高温地部经水出体表后急速气化，与天部的气态物相合，形成了本穴天部中的水湿风气，故名公孙。

【定位】在足内侧缘，当第1跖骨基底部的前下方。

【主治】胃痛，呕吐，腹痛，泄泻，痢疾。

【手法】中指指腹向内按压公孙穴100~200次，以有酸胀感为宜。

4. 复溜 意指肾经的水湿之气在此再次吸热蒸发上行。本穴物质为照海穴传输来的寒湿水气，上行至本穴后因其再次吸收天部之热而蒸升，气血的散失如溜走一般，故名复溜。

【定位】位于小腿内踝和跟腱之间向上3指宽处。

【主治】水肿，腹胀，盗汗，身热无汗，肠鸣，泄泻，足痿，腰脊强痛。

【手法】拇指或示指的指腹按压在穴位上，先垂直向下按压，边按边揉，以产生酸胀感为宜。

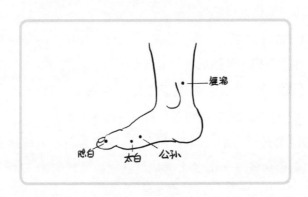

5. 三阴交　位于足太阴脾经，三条阴经（肝、脾、肾）交汇处，指足部三条阴经中的气血物质在本穴交会。本穴物质有脾经提供的湿热之气，有肝经提供的水湿风气，有肾经提供的寒冷之气，三条阴经气血交会于此，故名三阴交。

【定位】在小腿内侧，当足内踝尖上3寸，胫骨内侧缘后方。

【主治】肠鸣腹胀，泄泻，月经不调，带下，阴挺，不孕，滞产，遗精，阳痿，遗尿，疝气，失眠，下肢痿痹，脚气。

【手法】拇指或中指指端按压对侧三阴交，一压一放为1次。或先顺时针方向，再逆时针方向揉三阴交，持续10分钟。

6. 阴陵泉　为脾经合穴，脾经地部流行的经水及脾土物质混合物在本穴聚合堆积。本穴物质为地机穴流来的经水及脾土物质混合物，因本穴处于肉之陷处，经水及脾土物质混合物在本穴沉积，水液溢出，脾土物质沉积为地之下部翻扣的土丘之状，故名。

【定位】在小腿内侧，当胫骨内侧髁后下方凹陷处。

【主治】腹胀，泄泻，水肿，黄疸，小便不利或失禁，膝痛。

【手法】拇指指端放于阴陵泉穴处，先顺时针方向按揉2分钟，再点按30秒，以酸胀为度。

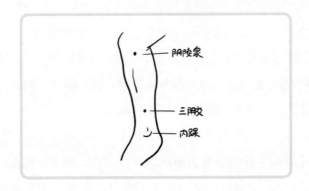

7. 足三里 为保健要穴，可调节胃肠系统功能，提高机体免疫力，另外，此穴为足阳明胃经之合穴。

【定位】在小腿前外侧，当犊鼻下 3 寸，距胫骨前缘一横指（中指）。

【主治】胃痛，呕吐，噎膈，腹胀，泄泻，痢疾，便秘，乳痈，肠痈，下肢痹痛，水肿，癫狂，脚气，虚劳羸瘦。

【手法】端坐凳上，四指并拢，按放在小腿外侧，将拇指指端按放在足三里穴处，做按掐动作，一掐一松，连做 36 次。两侧交替进行。还有一种方法是拍打足三里，双侧各 100 次。

8. 丰隆 为足阳明胃经络穴，对脾胃有很好的调理作用，是除湿祛痰的主要穴位，并有调和胃气、补益气血、醒脑安神等功效。

【定位】位于外膝眼和外踝尖连线的中点。

【主治】头痛，眩晕，痰多咳嗽，呕吐，便秘，水肿，癫狂痫，下肢痿痹。

【手法】拇指采取点按式按丰隆穴 3 分钟，然后顺时针揉丰隆穴 10 分钟，再用拇指沿丰隆穴向下单方向搓 10 分钟即可。

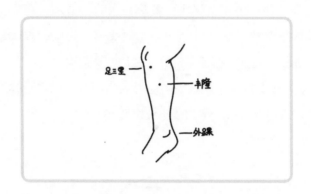

9. 天枢　足阳明胃经的腧穴，大肠经的募穴，一是穴内气血外出大肠经所在的天部层次，二是穴内气血循胃经运行，上走与胃经处于相近层次的大肠经，也就是向更高的天部输送，正因有此功效，故用古时星宿之名——天枢命名此穴。

【定位】在腹中部，平脐中，距脐中 2 寸。

【主治】腹胀肠鸣，绕脐痛，便秘，泄泻，痢疾，月经不调。

【手法】两脚分开站立，与肩同宽，以示指、中指的指腹按压天枢穴，在刺激穴位的同时，向前挺出腹部并缓慢吸气，然后上身缓慢向前倾，呼气，反复做 5 次。

10. 中脘　任何原因引起的脾胃虚弱、运化失调，均可取中脘进行治疗。

【定位】位于前中线上，脐上 4 寸，即胸骨下端与肚脐连线中点。

【主治】胃脘痛，腹胀，呕吐，呃逆，反胃，吞酸，纳呆，食不化，痞积，膨胀，黄疸，肠鸣，泄利，便秘，便血，胁下坚痛，虚劳吐血，哮喘，头痛，失眠，惊悸，怔忡，脏躁，癫狂，痫证，尸厥，惊风，产后血晕。

【手法】按摩中脘穴先顺时针后逆时针，以拇指螺纹面施力，或用点击法。孕妇禁止按摩此穴。

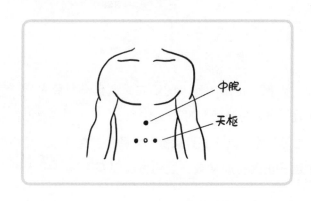

11. **曲池**　此穴为手阳明大肠经合穴，大肠经湿浊之气聚集的地方，可以清利湿热，调理大肠气血，对"湿热"引起的荨麻疹、急性胃肠炎效果较好。清热之要穴，十三鬼穴之一。

【定位】位于肘关节，弯曲胳膊肘时，肘横纹末端的凹陷处即是。

【主治】腹痛、吐泻、便秘、痢疾、肠痛。

【手法】每天早、晚用拇指指腹垂直按压曲池穴，每次

1~3分钟。

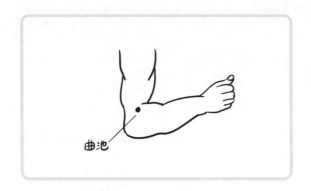

曲池

四、常见脾虚证候按摩指引

1. 脾虚型胃痛 捏脊：采取捏三提一法，通过对督脉、膀胱经的捏拿，达到调整阴阳、调经活络、调和气血等作用。每日1~2次。

2. 脾虚型泄泻

（1）揉肚子：双手搓热，顺时针揉搓肚子36圈，休息5分钟，再逆时针揉搓36圈，每日1~2次。

（2）揉按三阴交、阴陵泉：揉按三阴交、阴陵泉各100下（20下一组），每日1次。

3. 脾虚型消化不良 脚底按摩：利用按摩器从脚指头推向脚后跟，重复20下，每日1次。

4. 脾虚型水肿

（1）脚底按摩：利用按摩器从脚指头推向脚后跟，重复20下，每日1次。

（2）捏脊：俯卧在床上，脱去上衣，露出整个背部，应力求卧平卧正。捏脊时自尾骨的凹陷处（长强穴）起，一直向上捏至颈部（大椎穴），一般是从下往上，每日1～2次。

5. 脾不统血　揉按隐白、天枢各100下，每日1次（每组20下，共5组）。

6. 中气下陷

（1）脚底按摩：利用按摩器从脚指头推向脚后跟，重复20下，每日1次。

（2）揉肚子：双手搓热，顺时针揉搓肚子36圈，休息5分钟，再逆时针揉搓36圈，每日1～2次。

（3）提肛运动：闭气提肛，脚尖慢慢踮起，保持3秒，换气，每日10次。

7. 脾虚湿困

（1）捏脊：采用捏三提一法，通过对督脉、膀胱经的捏拿，达到调整阴阳、调经活络、调和气血等作用，每日1～2次。

（2）揉拍双肾：站立姿势，揉拍双肾，拍至发热为宜。

上述脾虚证候多可以拍打足三里。我们知道足三里是养气血的穴位，被称为保健要穴，每天有空拍一拍，拍打100下，健康生活等你来。

五、脾虚按摩调理的优势

1. 操作简便，适合家庭保健 脾虚相关疾病如胃痛、泄泻、消化不良等，均可通过按摩调理，简单易学，可长期操作。尤其是小儿或老年人的健康维护，都离不开后天之本脾。但按摩调理操作时间偏长，疗程亦长，需掌握正确的按摩手法和力度，方能建功。

2. 内外合治，更显疗效 脾虚的中医内治法包括食疗、药疗等，外治法包括按摩、艾灸、穴位敷贴等。按摩调理可配合任意一种疗法，增强治疗效果，安全性良好。而在治未病领域，按摩配合食疗，也是优选方案之一。

3. 按摩脾经，五脏受益 脾经的按摩（如按摩足三里、隐白、丰隆、中脘等穴位），不但可以直接治疗脾虚相关疾病，对月经不调、癫狂、腰脊强痛、头痛头晕、哮喘、惊悸、虚劳、黄疸等其他脏腑疾病亦有治疗作用。

第三节

敷贴补脾法

一、敷贴治疗的特色

敷贴疗法是以中医基本理论为指导，应用中草药制剂，施于皮肤、孔窍、腧穴及病变局部等部位的治病方法，属于中医外治法。

敷贴疗法适用于临床各科疾病，不仅在外科、骨伤、皮肤、五官、肛肠等科疾病的治疗方面独具特色，而且对内科、妇科疾病也有显著疗效，尤其是对老幼虚弱之体、攻补难施之时、不肯服药之人、不能服药之症，更有内服法所不具有的诸多优点，故敷贴疗法从古至今一直受到临床医家关注。随着一些内服药物不良反应、耐药性等问题的出现，中药敷贴疗法越来越受重视。

敷贴疗法是中医学的独特疗法之一，因其适用范围广泛且具内服或其他治疗方法所达不到的效果和特点，深受医生和患者欢迎。随着目前国际上提倡的"自然疗法"和逐渐兴起的中医热，运用天然药物和传统疗法治疗疾病越来越受到人们的认可，这对敷贴等中药外治法是一个极好的发展机会。而且此种方法历经千年而不衰，证明了其强大的生命力和可靠的疗效。

我们深信，像敷贴疗法等中医外治法，这些传统的治疗疾病的宝贵经验会对人类健康产生积极的作用，并显示出无限广阔和美好的前景。

二、常用剂型

1. 散剂　是穴位敷贴中最基本的剂型。根据辨证选药配方，将药物碾成极细的粉末，过 80 ~ 100 目细筛，药末可直接敷在穴位上或用水等溶剂调和成团敷贴，外用纱布、胶布固定，或将药末撒布在普通黑膏药中间敷贴穴位。

散剂制法简便，剂量可以随意变换，药物可以对症加减，且稳定性较高，储存方便。药物粉碎后，接触面较大，刺激性增强，故易于发挥作用，起效迅速。

2. 糊剂　是指将散剂加入赋形剂，如酒、醋、姜汁、鸡蛋清等，调成糊状敷涂在穴位上，外盖消毒纱布、胶布固定。糊剂可使药物缓慢释放，延长药效，缓和药物的毒性，再加上赋形剂本身所具有的作用，可提高疗效。

3. 膏剂　有硬膏和软膏两种，其制法不同。

硬膏：是将药物放入植物油内浸泡 1 ~ 2 日后，加热油炸，过滤，药油再加热煎熬至滴水成珠，加入铃粉或广丹收膏，摊贴穴位。硬膏易于保存且作用持久，使用方便。

软膏：是将药物粉碎为末过筛后，加入醋或酒，入锅加热，熬成膏状，用时摊贴穴位，定时换药。也可将适量药末加入葱汁、姜汁、蜜、凡士林等调成软膏，摊贴穴位。软膏渗透性较强，药物作用迅速，有黏着性和延展性。

4. 丸剂　是将药物研成细末，以蜜、水或米糊、酒、醋等调和制成的球形固体剂型。丸剂敷贴通常选择小丸药。丸者缓也，可使药物缓慢发生作用，药力持久。丸剂便于贮存使用。

5. 饼剂　是将药物粉碎过筛后，加入适量的面粉拌糊，压成饼状，放笼上蒸 30 分钟，待稍凉后摊贴穴位。有些药物具有黏腻性，可直接捣融成饼，大小、重量应根据疾病轻重和敷贴部位而定。

6. 锭剂　将敷贴药物粉碎过筛后，加水及面糊适量，制成锭剂，晾干，用时以水或醋磨糊，涂布穴位。本剂型多用于慢性疾病，可减少配制麻烦，便于随时应用。

三、使用方法

敷贴法是将组方药物研成细末，或直接用药粉，或将药粉与各种液体（白开水、白酒、醋、鸡蛋清、药汁、香油等）调成糊状，或将药粉用面糊等黏合剂制成一定大小的药饼，或将新鲜药物洗净直接捣烂成泥状，敷贴患处或穴位，再用纱布、胶布外盖固定，用以防治疾病。

常用的部位或穴位如足底涌泉穴和脐部，敷贴于足底又称贴足法，敷贴于脐部又称敷脐法。具体操作方法见下文。

㈣、注意事项

1. 贴药时，必须很好掌握患者姿势。根据患病部位或穴位所在位置，分别采取侧卧、俯卧、仰卧、正坐、俯首、平肩等姿势，使药物能伏贴稳当，以防药物流失或灸熨烧灼。

2. 贴药部位要按常规消毒。因皮肤受药物刺激会产生水疱和破损，容易发生感染。

3. 贴药后要外加固定，以防药物脱落，通常选用医用胶布或不含药物的清膏。若贴在头面部，则外加固定特别重要。这可防止药物掉入眼内，避免发生意外。

4. 每个或每组穴位，不宜连续敷贴过久，要交替使用，以免药物刺激太久造成皮肤溃疡，影响继续治疗。

5. 头面部、关节、心脏及大血管附近，不宜使用刺激性太强烈的药物，以免发疱遗留瘢痕，影响美容或活动功能。

6. 孕妇的腹部、腰骶部及某些敏感穴位，如合谷、三阴交穴等，不宜采用贴药发疱治疗。有些药物，如麝香等，孕妇禁用，以免引起流产。

7. 小儿的皮肤嫩薄，不宜用刺激性太强的药物，贴药时间也不宜太长，一般只能贴 1 小时以内，以免引起不良反应。要注意做好护理，勿令抓破和拭擦。

8. 穴位贴饼剂或贴药后加灸加熨，要掌握温度适宜，不能烫伤。灸后的艾炷要及时熄灭，以防复燃，引起火灾事故。

9. 对久病体弱消瘦以及有严重心脏病、肝病等的患者，贴药不宜过久，以免患者发生呕吐、眩晕等。

五、不同脾虚人群的敷贴方法

小儿腹泻用什么敷贴

小儿腹泻，是指小儿大便次数增多、粪质稀薄或如水样为临床特点的疾病。夏、秋之际为发病高峰期。2岁以下小儿为高发年龄阶段。

本证多由脾气虚进一步发展，或因过食生冷，外寒直中，或用苦寒之药过久而损伤脾阳，或肾阳不足，命门火衰，火不生土所致。与脾气虚的区别是本证同时有畏寒肢冷、脘腹隐痛喜温等寒象。

▶▶敷贴穴位：神阙（在腹部，脐中央）、涌泉（在足底，第2、3趾趾缝纹头端与足跟连线的前1/3处，即卷足时，足心前1/3的凹陷中，左、右各1穴）。

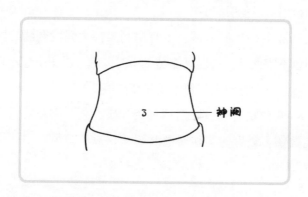

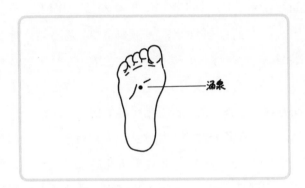

配方一： 苦参30克，木香5克。

用法：将药物研成细粉，每次取1~2克，以温开水调成糊状敷于脐部，盖上纱布，用胶布固定，每日换药1次。

配方二： 木香、黄连各6克，吴茱萸3克。

将药物共研为细粉，加少许水调敷脐部。

配方三： 干姜、肉桂、吴茱萸、细辛。

用法：以其粉剂混合蜂蜜，温水调制而成。冬天：干姜粉20克，肉桂粉、吴茱萸粉、细辛粉各40克；夏天：干姜粉10克，肉桂粉、吴茱萸粉、细辛粉各40克。将所有的粉剂混合，与温水取1∶1比例混合再配蜂蜜调成糊状，每次取1厘米左右的糊状物，敷于相关穴位，用胶布或穴位贴固定，每日1次，每次1~2小时，持续使用14天。

配方四： 丁香3克，吴茱萸、白胡椒、艾绒各6克。

用法：上药分研细末，混合备用。治疗时取药粉3克，陈醋适量，调成糊状，置于脐中神阙穴，外用胶布固定，每24小时换药1次，2~5次见效。

配方五：干姜、小茴香、艾叶各 20 克，川椒 15 克。

用法：上药共研细末，另取鲜姜 30 克捣烂，拌上药末，装纱布内敷脐，上以热水袋温敷，每日 1 次，每次 0.5～1 小时，连敷 3 次为 1 个疗程。

配方六：丁香、肉桂、五倍子各等份。

用法：上药共研成粉，加水或醋调成膏状备用。将患儿脐部洗净，取 10～15 克药膏敷于患儿脐部神阙穴上，外加敷料固定，每日 1 次，3 次为 1 个疗程，使用 2 个疗程后评定疗效。如腹泻过频或伴有轻度、中度脱水者，配合液体疗法。

注意：敷药间隔时间要均匀，保持药物覆盖时间要充分，起到外敷药物的作用；天冷时应将药物加热（加热至人体正常温度）后再敷；治疗期间应注意饮食调理及保暖。

配方七：白芍 10 克，肉桂、丁香各 5 克。

用法：上药研粉，醋调敷贴于神阙穴处，每日敷贴 1 次。

配方八：肉桂、泽泻、黄连各等份。

用法：上药烘干后共研细末，用时取粉末 3～5 克，加生理盐水适量调成饼状，隔 1 层医用纱布，敷于脐部神阙穴，外以胶布固定，每日更换 1 次，共用 2～5 日。

配方九：麸炒苍术、焦白术、吴茱萸、五倍子、车前子、儿茶各 10 克，冰片 1 克。

用法：上药共研细末，瓶装密闭备用。取上药 1～2 克，用药棉少许包裹，置于脐中，用胶布固定。对胶布过敏者，取食醋少许将药粉和匀，制成饼状，置于脐中，上盖薄膜，再用纱布固定，每 2 日更换 1 次。

● 中医小课堂

◎正常作息，保持良好心态，谨防风、寒、湿邪侵袭。

◎清淡饮食，适当服食山药、莲子、山楂、白扁豆、芡实等助消化食物。

◎不吃生冷、难消化的食物。

☺ 小儿厌食用什么敷贴

小儿厌食是儿科常见病之一，主要表现为食欲不振、厌恶进食、食不知味、脘腹胀满。部分患儿还表现有性情急躁、好动多啼、咬齿磨牙、睡眠不安等症状，严重者可致营养不良、发育迟缓。

脾的主要功能是运化水湿，当脾气虚的时候，脾运化水湿的功能就会下降，时间长了，导致水湿停滞，又会进一步影响脾的运化功能，造成"恶性循环"，并表现出种种脾虚和内湿的症状。

▶▶敷贴穴位：神阙（在腹部，脐中央）。

配方一：炒神曲、炒麦芽、焦山楂各 10 克，炒莱菔子 6 克，炒鸡内金 5 克。大便秘结者加大黄 5 克，大便稀薄者加苍术 10 克。

用法：上药共研细末，过 80 目筛后混匀，加面粉 2～3 克，用温水调成稀糊状，敷于脐部，外用绷带、胶布固定，

于每晚睡前敷贴，次晨取下，连敷 5 日，休息 2 日，4 周为
1 个疗程。

配方二：丁香、吴茱萸各 3 份，肉桂、细辛、木香、白
术各 1 份。

用法：上药烘干研末，充分混匀，放入包装袋密封备
用。取药粉 5 ~ 10 克，加酒调成糊状，敷于事先温水洗净的
脐部，外敷自黏性无菌敷料。每 24 小时更换 1 次，取下后
清洗局部，再换上新的药剂及敷料，7 ~ 10 日为 1 个疗程。

配方三：鸡内金、焦山楂、土炒白术、麸炒苍术、砂
仁、陈皮各 10 克，薄荷 6 克，冰片 1 克。

用法：上药研细末，贮瓶备用。敷药时取药末 5 克，姜
汁、白酒各半调成饼状，置于脐中，胶布固定。

配方四：槟榔 2 份，高良姜 1 份。

用法：将以上药物共研细末，装瓶备用。将药末填充脐
中，以纱布（盖住肚脐为度）覆盖，用胶布固定。

配方五：丁香、苍术各 3 克，砂仁、白术、鸡内金、厚
朴各 5 克，米醋适量。

用法：将前 6 味药物共研细末，装瓶备用。用时取药粉
3 克，米醋调糊，敷贴脐部，再以纱布覆盖，用胶布固定。

❀ 中医小课堂

◎保持良好的进食习惯，如有慢性疾病和营养不良，须
及早治愈。

◎积极进行户外运动。

小儿咳嗽用什么敷贴

咳嗽是小儿时期常见的肺系疾病之一，临床以发热、咳嗽、痰壅、气急、鼻煽为主症。中医认为，形成咳嗽的病因主要是感受外邪，以风邪为主，肺脾虚弱是其内因，病位主要在肺脾。

▶▶敷贴穴位

神阙： 在腹部，脐中央。

大椎： 在颈项部，第 7 颈椎棘突下凹陷中。

风门： 在背部，第 2 胸椎棘突下，后正中线旁开 1.5 寸，左、右各 1 穴。

肺俞： 在背部，第 3 胸椎棘突下，后正中线旁开 1.5 寸，左、右各 1 穴。

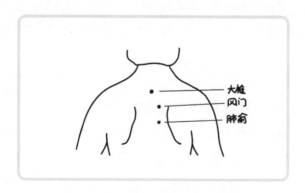

配方一： 桔梗、杏仁、款冬花各 6 克，生姜汁适量。

用法：上述前 3 味药研末后，用生姜汁调和成膏状，敷于脐中，外用胶布固定，每日 1 次，5 次为 1 个疗程。

配方二： 桂枝、防风、细辛各 3 克，姜汁适量。

用法：上述前 3 味药研为细末，姜汁调糊，敷贴于肺俞、大椎、风门，每日 1 次，3 次为 1 个疗程。

配方三：白芥子、延胡索各 10 克，皂角 6 克，半夏 5 克，罂粟壳、细辛各 8 克，地龙 5 克，沉香 4 克，丁香 5 克，黄芪 20 克，肉桂 5 克。

用法：上药混匀研末，用生姜汁、凡士林适量调成膏状备用。将药膏做成直径 1 厘米的药饼置于上述穴位上，外用胶布固定，6 ~ 12 小时取下。初、中、末伏各贴 1 次，每次间隔 10 日。

● 中医小课堂

◎要保持室内空气新鲜、安静，让孩子休息好。

◎宜多喝水，多吃润肺食物。

◎注意气候的变化，随时给小儿增减衣服，防止伤风感冒。

● 成年人胃痛用什么敷贴

胃痛又称胃脘痛，是指以胃部疼痛为主要症状，多伴有上腹部胀满、嗳气吞酸、食欲不振等表现。

脾气虚，又称脾气不足、脾胃虚弱，主要表现为纳少、腹胀，食后尤甚，大便溏薄，肢体倦怠，少气懒言，面色萎黄，形体消瘦，浮肿等。

▶▶敷贴穴位：神阙（在腹部，脐中央）、胃脘部（泛指胃腔，处在心下）。

配方一：巴豆3粒，胡椒粉3克，公丁香3克，大枣（去核）10枚，姜汁适量。

用法：将前3味药共研为细末，加入大枣共捣烂如泥，再将生姜汁调和捣烂如泥备用。用时取1块如蚕豆大药泥，摊于纱布中央，敷于脐上，外以胶布固定。每日换药1～2次，10次为1个疗程。一般敷药1～2个疗程，即获良效。

配方二：防风、白芷、龙涎香、细辛、薄荷脑各10克。

用法：上药共研为细末，用时取适量调为糊，敷于肚脐上，以塑料薄膜或胶布固定，痛止药去。一般敷贴1次即可止痛。

配方三：香附、高良姜各30克。

用法：将药物碾成细粉，取适量用水调和成膏状，软硬适中，做成药饼，敷于脐部，外盖纱布，胶布固定。每日换药1次。

配方四：吴茱萸、高良姜各15克，萝卜末60克。

用法：将药物捣碎为糊状，装入布袋中，敷贴脐部，胶布固定。每日换药1次。

● 中医小课堂

◎养成良好的饮食规律，三餐定时。

◎保持精神放松，避免精神过度紧张。

◎胃痛发作时进流质或半流质饮食，以清淡易消化食物为主。

☺ 老年人便秘用什么敷贴

脾胃为后天之本，人体各部位的濡养，有赖脾气散精输布。若胃阴虚，或脾虚不运，阳损及阴，或饮食营养不足，均可使脾气散精无源而致便秘。

▶▶敷贴穴位：神阙（在腹部，脐中央）。

配方一：大黄10份，槟榔6份，厚朴10份，白术8份。

用法：共研细末过120目筛，每包15克。用胶布6厘米×6厘米、脱脂棉将1包药粉敷于肚脐，每日1次，连敷3日。

配方二：大黄、厚朴、枳实各2份，火麻仁3份，芒硝、番泻叶各1份。

用法：上药共研末过筛，用透皮剂调和成膏备用。使用时先将此通便膏填纳于脐中神阙穴，再用麝香膏固定，每日调换1次，调换时先用温水湿敷片刻，再揭麝香膏。

配方三：川乌250克，白芷200克，白附子100克，干姜250克，川芎500克，细辛100克。

用法：上方共研细末，用姜汁调和贴于患者神阙穴上，每次4~6小时，以局部发红为佳。1周为1个疗程，共治疗2个疗程。

配方四：芒硝9克，皂角1.5克。

用法：将芒硝、皂角研为细粉，过筛，混合均匀，纱布包裹，敷神阙穴。外用胶布固定，并不时往药粉上滴少许水，使之湿润，利于直接吸收。

配方五：火麻仁60克，大黄15克，郁李仁30克，凡士林适量。

用法：将药物研为细粉，加凡士林调成膏状，塞于肚脐内，外用胶布固定。

● 中医小课堂

◎定时排便，养成良好的排便习惯。

◎注意排便的环境和姿势，免得抑制便意、破坏排便习惯。

◎避免进食过少或食物过于精细、缺乏残渣而对结肠运动的刺激减少。

◎ 有"痔"之人用什么敷贴

痔是人体直肠末端黏膜下和肛管皮肤下静脉丛发生扩张和屈曲所形成的柔软静脉团，多见于经常站立者和久坐者。痔包括内痔、外痔、混合痔。中医认为，痔的发生主要是由于人体阴阳失调、脾虚气陷所致。

脾虚气陷是脾气过于虚衰造成的，脾气原本应该上升，让水谷精微之气上输于肺，从而能够荣养其他脏腑。但如果它不升反降，虚到不能固摄了，就会出现腹部坠胀、久泻不止、脱肛、子宫脱垂等病症。原本应该上升的精微物质下注到膀胱，就会导致小便浑浊，人也会少气懒言，四肢乏力。

▶▶敷贴穴位：患处。

配方一：冰片 10 克，五倍子、芒硝各 15 克，白芷、黄柏、栀子、大黄、苍术、金银花各 30 克，地榆炭、槐角炭各 60 克。

用法：上药共研细末，过 80 目筛，装袋备用。将患处洗净、擦干，取中药 20 克，用茶水及少量凡士林调成膏状，涂于患者肛门周围，纱布覆盖，胶布固定。早、晚各换药 1 次，10 日为 1 个疗程。注意：用药期间保持大便通畅，忌辛辣、生冷、厚燥之品。

配方二：鲜马齿苋适量，白矾 10 克。

用法：取鲜马齿苋洗净后捣烂如泥，将白矾均匀掺入泥膏中，用时外敷患处，每日 1 次。

配方三：生天南星、生半夏、紫荆皮、王不留行各 15 克，芒硝适量。

用法：先将前 4 味药共研细末，用芒硝适量水化，与药末调匀成软膏状备用。用时取药膏适量敷贴患处，每日换药 1 次。

配方四：青黛 20 克，五倍子 30 克，黄连 30 克，樟脑 5 克，冰片 10 克，薄荷脑 10 克，明矾 10 克，赤石脂 20 克。

用法：上药共研细末，储瓶备用。使用时用生理盐水调和适量药粉敷患处，覆盖纱布，用胶布固定，每日换药 1 次，连敷 3 ~ 5 日。

❀ 中医小课堂

◎饮食宜清淡，忌食辛辣、煎炒、油炸、烈酒等不消化和刺激性食物；多食水果、蔬菜和高纤维食物。

◎保持肛门周围清洁，常做提肛运动。

◎适当进行体育锻炼，避免久坐久立。

🔵 "例假不准时"用什么敷贴

月经失调也称月经不调，是妇科常见疾病，表现为月经周期或出血量的异常，可伴有月经前、经期时腹痛及全身症状。

中医认为，月经不调是由于气血虚弱或肝肾亏损或气血运行不畅引起的，部分属于脾不统血范畴。"脾不统血"是脾气亏虚再严重一个层级的表现，是一种极为严重的脾气虚。脾主统血，若脾气亏虚严重，脾的统血功能就会出现异常，气血循行就会偏离正常轨道。临床上就会表现为出血症状，本身脾气就虚，出血后气血更加不足，人就会血虚，继而出现气短心悸、失眠多梦、头晕等症状。

▶▶敷贴穴位：神阙（在腹部，脐中央）。

配方一：鹿茸 3 克，肉桂心、白芍、红花、川芎、干姜各 6 克，当归 9 克。

用法：将上述药物共研细粉，每次取 3～5 克，填入脐孔内，外以镇江膏药贴在脐孔上，再以胶布固定，7 日换药 1 次，3 次为 1 个疗程。

配方二：党参、黄芪、白术各 12 克，干姜、甘草各 6 克。

用法：将上述药物共研细粉敷脐中，外用纱布覆盖，胶布固定。3 日换药 1 次，敷至月经正常为止。

配方三：炮姜 10 克，山楂 20 克，延胡索 6 克，黄酒适量。

用法：上药共研细粉，每次取6克，黄酒调糊敷脐，外裹纱布，胶布固定，每日换药1次。

配方四： 桃仁、红花、当归、香附、白芍、肉桂、吴茱萸、小茴香、郁金、枳壳、乌药、五灵脂、蚕沙、蒲黄、熟地黄各6克，酒适量。

用法：上药共研细粉，酒调敷脐，外用纱布、胶布固定，每2日更换1次。

▌ 中医小课堂

◎要规律饮食，少吃辛辣刺激性食物，最好不吃，容易引起内分泌紊乱，从而引起月经周期紊乱或者月经量增多。

◎注意保暖，不要着凉，在月经期不要吃冷饮或者过凉的食品，容易引起月经不规律。

◎要规律睡眠，不要熬夜，有助于调节内分泌，熬夜会影响卵巢功能，从而出现月经不调的症状。

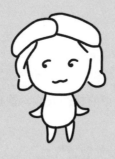

第七章

孕产妇爱脾说

第一节

孕妇与脾虚

孕妇是受高度保护的特殊人群，饮食合理、营养均衡非常重要。

《济阴纲目·论胎前脾胃气血为要》生动地描述为："食气于母，所以养其形，食味于母，所以养其精，形精为滋育，气味为本。故天之五气，地之五味，母食之而子又食之，外则充乎形质，内则滋乎胎气。"因此，养胎重在脾胃，亦如《胎产指南》指出："凡孕妇脾胃旺而血气充，则胎安而正，产子精神而寿。"

一、先兆流产

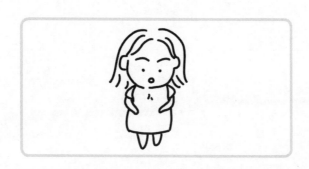

先兆流产指妊娠 28 周前，先出现少量的阴道流血，继而出现阵发性下腹痛或腰痛，盆腔检查宫口未开，胎膜完整，无妊娠物排出，子宫大小与孕周相符。如症状加重，可能发展为难免流产。

中医古籍无"先兆流产"病名，可归属于"胎漏""胎动不安""妊娠腹痛"范畴。隋代《诸病源候论》提出"若其母有疾以动胎，治母则胎安；若其胎有不牢固，致动以病母者，治胎母瘥"的治疗原则。《临证指南医案》云："胎气系于脾，如寄生之托于苞桑，茑与女萝之施于松柏。"《傅青主女科》指出："脾胃之气虚，则胞胎无力，必有崩坠之虞。"脾虚与流产，息息相关也。

先兆流产可分为脾气虚型、肾虚型、血热型、外伤型等。

脾气虚型先兆流产，可选用《景岳全书》胎元饮（人参、当归、杜仲、芍药、熟地黄、白术、甘草、陈皮）。人参、甘草、白术益气养脾；白芍、当归、熟地黄，滋阴补血；杜仲固肾安胎，陈皮理气调中，使熟地黄补而不腻。全方有补脾养血、固肾安胎之功。

二、妊娠恶阻

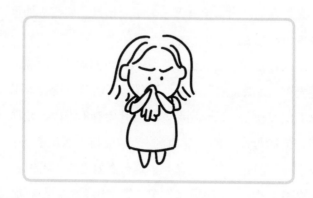

妊娠早期出现恶心呕吐，头晕倦怠，甚至食入即吐者，称为"妊娠恶阻"，亦称为"子病""病儿""阻病"。若呕吐日久，浆水不入，伤及气阴，可继发气阴两虚的恶阻重症。妊娠早期的轻度恶心择食、晨起恶心呕吐等为早孕反应，不作病论。

妊娠恶阻主要是由于冲气上逆，胃失和降。可由素体肝旺，或肝热气逆，受孕后血聚胞宫养胎，冲脉气盛，冲脉附肝，冲脉之气上逆，夹肝火上逆犯胃，致使胃失和降所致；也可由素体脾胃虚弱，孕后经血不泻，冲脉气盛犯胃，胃失和降而致。

妊娠恶阻可分为脾胃虚弱型、肝胃不和型、气阴两虚型等。

脾胃虚弱型妊娠恶阻可选用香砂六君子汤（人参、白术、茯苓、甘草、陈皮、半夏、砂仁、木香）。人参益气健脾，补中养胃；白术健脾燥湿；佐以茯苓渗湿健脾；陈皮、木香芳香醒脾；半夏化痰湿，砂仁健脾和胃，理气散寒；使以甘草调和诸药。全方扶脾治本，理气止痛，兼化痰湿，和胃散寒，标本兼顾。其中砂仁、白术等均有安胎之功。

三、妊娠肿胀

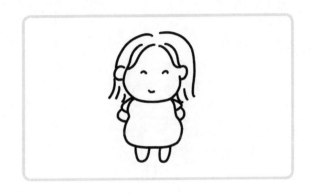

妊娠后，肢体面目等部位发生浮肿，称"妊娠水肿"，亦称"妊娠肿胀"。主要由于孕妇内分泌发生改变，致使体内组织中水分及盐类潴留（钠潴留）；另外，妊娠子宫压迫盆腔及下肢的静脉，阻碍血液回流，使静脉压增高，故水肿经常发生在肢远端，以足部及小腿为主。《圣济总录》云："脾候肌肉，土气和则能制水，水自传化，无有停积。若妊娠脾胃气虚，经血壅闭，则水饮不化，湿气淫溢，外攻形体，内注胞胎。怀妊之始，肿满必伤胎气，如临月而脚微肿，利其小便，病自愈。"

妊娠肿胀可分为脾虚型、肾虚型、气滞型等。

脾虚型妊娠肿胀可选用《全生指迷方》白术散（白术、茯苓、大腹皮、生姜皮、橘皮）。白术、茯苓健脾利水，大腹皮下气宽中行水，生姜温散水气，橘皮理气和中，合用具有健脾利水之功。

四、妊娠眩晕

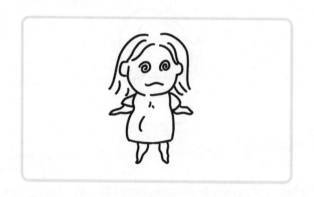

妊娠期出现以头晕目眩为主证，甚或眩晕欲厥，称"子晕"，亦称"妊娠眩晕"。子晕有轻重之分，若发生在妊娠中后期，多属重证，往往伴有视物模糊、恶心欲呕、头痛等，多为子痫先兆。《女科证治约旨》曰："妊娠眩晕之候，名曰子眩，如因肝火上升，内风扰动，致昏眩欲厥者，宜桑丹杞菊汤主之……如因痰涎上涌，致眩晕欲呕者，宜加味二陈汤主之。"

妊娠眩晕可分为脾虚肝旺型、阴虚肝旺型、气血虚弱型等。

脾虚肝旺型妊娠眩晕可选用半夏白术天麻汤加味（法半夏、白术、天麻、茯苓、橘红、甘草、生姜、大枣）。半夏燥湿化痰，降逆止呕；天麻平肝息风，而止头眩，两者合用，为治风痰眩晕头痛之要药。李东垣在《脾胃论》中说："足太阴痰厥头痛，非半夏不能疗；眼黑头眩，风虚内作，非天麻不能除。"以白术、茯苓为臣，健脾祛湿，能治生痰之源。佐以橘红理气化痰，俾气顺则痰消。使以甘草和中解毒、调和诸药；煎加生姜、大枣调和脾胃，生姜兼制半夏之毒。

五、孕妇常用脾虚类中药

🔯 安胎类

1. 白术 健脾益气，燥湿利水，止汗，安胎。可用于脾虚食少，胎动不安。

2. 人参 大补元气，补脾益肺，生津养血。可用于体质虚弱、气血亏虚。

3. 茯苓 健脾利水渗湿。可用于脾虚泄泻，食少，心神不安，失眠。

4. 山药 补脾肺肾，养胃生津。可用于脾胃亏虚，消化不良。

5. 砂仁 化湿开胃，温脾止泻，理气安胎。可用于妊娠呕吐，胎动不安。

6. 陈皮　理气健脾燥湿。可用于胸脘满闷不舒，食少呕吐。

⊗ 孕妇慎用中药

烈性或有小毒性的药物、活血化瘀药、破气行滞药、攻下药等均属于孕妇慎用中药，如桃仁、红花、三七、王不留行、牡丹皮、益母草、大黄、芒硝、番泻叶、人工牛黄、天然冰片、薏苡仁、磁石、牛蒡子、半夏、穿山甲、天南星等。

⊗ 孕妇禁用中药

孕妇禁用中药包括：毒性较强或药性较烈的药物，如剧性泻下药巴豆等；逐水药芫花、甘遂等；催吐药瓜蒂、藜芦等；破瘀通经药干漆、三棱、全蝎、莪术等，还有剧毒药水银、斑蝥、川乌、马钱子等。

六、孕妇生活注意事项

⊗ 运动

轻体力活动，如简单的伸展操或散步，时间以 30 分钟左右为宜，可及时调整，找到适合自己孕期的运动组合。切忌盲目运动、剧烈运动，如快速旋转、收腹或扭腰、跳跃等运动都不能进行，骑车更应当避免，以免引起流产。

🍲 饮食

孕早期注意饮食的营养质量，多吃含蛋白质、维生素丰富的食物，如鱼、肉、蛋、乳制品、豆制品、新鲜水果和蔬菜。孕中期既要重"质"，也要重"量"，除富含蛋白质、维生素的食物外，同时要多食含钙、铁等微量元素的食物，如鱼、肉、肝、蛋、海带、虾皮、豆腐等。孕晚期要注意增加铁、钙、锌等微量元素的补充，孕妇此时要注意多吃海带、紫菜、干虾皮、黑木耳、花生米等食品，应注意避免盲目进补过量造成胎儿过大，影响分娩。

🍲 生活

远离射线，留意是否存在出血情况，适当转换睡姿。切忌烟酒或自行选择使用药物，避免长期保持右侧卧位。

七、妊娠脾虚食疗

妊娠期用药需要慎之又慎，而食疗则相对比较安全。

🍲 妊娠脾气虚

▶▶胡萝卜土豆焖牛肉

做法：胡萝卜、土豆、番茄洗净削皮切块，生姜切片，葱花适量，牛肉洗净切小块。汤锅中倒入适量清水，将生姜片、牛肉块倒入后大火煮开，浮沫捞出，将牛肉块捞出用开水冲洗一下，控水备用；将土豆块倒入锅里翻炒备用；将牛肉块倒入锅中翻炒，倒入蚝油、生抽、老抽，加白砂糖适量，翻炒后大火炖；将切好备用的土豆块、胡萝卜块、番茄块倒进锅中再炖开至熟，最后加入适量食盐，撒上葱花即可。

▶▶党参山药扁豆鲫鱼豆腐汤

做法：鱼清洗干净备用；白扁豆泡 15 分钟，党参、山药切小段；锅加热，倒入适量花生油，放入姜丝、葱白，将鱼小火煎至变色，翻过一面再煎至金黄即可；倒入热开水，将切好的党参、山药以及白扁豆放入，煮 20 分钟；将切好的豆腐倒入，再煮 10 分钟；最后放入适量盐、香菜即可。

妊娠脾阴虚

▶▶太子参银耳猪骨汤

做法：将猪脊骨段洗净放入沸水锅中，用武火煮沸，捞去浮沫；银耳用温水泡发，洗净，撕成小朵；太子参、无花果洗净，稍浸泡；将猪脊骨、太子参、无花果、生姜用中火煲 1 小时；放入银耳，再煲 30 分钟，调味即可。

▶▶排骨石斛汤

做法：准备排骨、石斛、生姜；排骨小火焯水，这样里面的血水才会出来，排骨没有血腥味；石斛切段拍扁，稍浸泡。把所有材料放到炖盅里加水，炖 1 小时，喝的时候加些盐就可以了。

😊 妊娠气阴虚

▶▶ 芪参山药猪肚汤

做法：将猪肚洗净，用醋擦洗两遍，清水冲洗净，再用面粉搓洗一遍，用清水洗净；锅里放水加生姜煮开，猪肚放入焯一下，焯完切小条备用；山药去皮切块；汤煲中加水，切条的猪肚、黄芪、山药及少量胡椒一并用大火煮开，调小火炖 1 小时至熟，加食盐调味食用。

▶▶ 山药百合粳米粥

做法：将山药洗净，刨去外表皮，切碎备用；将百合掰瓣，浸泡洗净，放入砂锅；下入淘净的粳米，大火煮沸，调入山药碎，拌和均匀，改用小火煮 1 小时，煮至粥稠即成，根据个人喜好加入适量食盐。

😊 妊娠气血不足

▶▶ 黄芪元肉花胶香菇汤

做法：花胶（鱼肚）隔夜泡发，剪成小块备用；去皮鸡焯水备用；香菇泡发；黄芪、龙眼肉（元肉）洗净；将所有材料放进汤锅，用砂锅最佳，放入足量的冷水，武火烧开，转文火煲 1 小时即可，食用时加少许盐调味。

▶▶ 党参黑豆猪肚汤

做法：猪肚清洗干净；党参清洗干净，备用；黑豆浸泡；将清洗干净的猪肚放进高压锅里，并将所有材料放入；加入至少盖过猪肚表面的清水，大火煮；最后根据个人口味加入适量食盐即可。

▶▶黑芝麻山药猪肝瘦肉粥

做法：猪瘦肉切片，用生抽、生粉和油拌均匀；猪肝浸泡清洗干净之后切片，加入姜丝、生粉、盐拌均匀；香葱洗净备用；大米、山药清洗干净之后加清水煮成粥；将黑芝麻、猪肝放入煮好的米粥里煮熟；放入猪瘦肉煮熟；最后按个人口味加适量盐调味并撒些香葱即可。

第二节

产妇与脾虚

产妇生产过后，耗气动血，易致气血亏损，需要精心调养。

产褥期几乎可以说是女性的第二次生命，应根据产妇的体质进行相应的调理，既要营养均衡，又不能盲目进补，本节重点介绍脾虚产妇的常见问题。

产后百病多因气血亏虚、瘀血内阻而致。《傅青主女科》云："凡病起于血气之衰，脾胃之虚，而产后尤甚。"妇女产后多思虑善感，劳伤脾气；加之气血衰败，化生乏源，并有瘀血内阻脉道，新血难生。故产后脾虚普遍存在。

一、产后恶露不绝

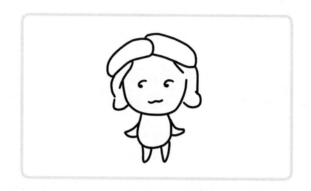

产后首要任务为排尽恶露。产后恶露不绝，或因体质素虚，正气不足，产时失血耗气，正气虚弱无力排出所致；或因产后操劳过早，劳倦伤脾，气虚不固，而致恶露不绝。如《胎产心法》中说："产后恶露不止，非如崩证暴下之多也，由于产时伤其经血，虚损不足不能固摄。"

产后恶露不绝有脾气虚型、血瘀型、血热型等。

针对脾气虚型产后恶露不绝，可采用补气升提、养血固冲的方法，选用补中益气汤（黄芪、党参、白术、当归、柴胡、升麻、陈皮、炙甘草）。黄芪味甘微温，入脾、肺经，补中益气，升阳固表；配伍党参、炙甘草、白术，补气健脾。当归养血和营，协党参、黄芪补气养血；陈皮理气和胃，使诸药补而不滞，共为佐药。少量升麻、柴胡升阳举陷，协助君药以升提下陷之中气，共为佐使。炙甘草调和诸药。本方可促进子宫收缩，使气旺而血自归经，胞宫暖而冲任固。虽产后血气大虚，理宜峻补，但恶露未尽，峻补须防壅滞，可予川芎行气化瘀去恶血，配以生姜理气，则行中有补、化中有生，实为产后良药。

二、产后便秘

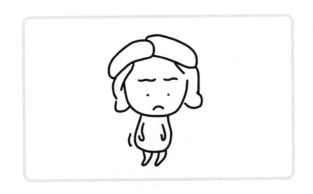

产后便秘极为常见，一是由于产后胃肠功能减低，蠕动缓慢，肠内容物停留过久，水分被过度吸收；二是怀孕期间，腹壁和骨盆底的肌肉收缩力量减弱；三是分娩晚期，会阴和骨盆或多或少有损伤，抑制了排便动作；四是产后饮食过于讲究，所谓高营养物往往缺乏纤维素，食物残渣减少；五是下床活动不便，缺乏运动。如《万氏女科》所言："人身之中，腐化糟粕，运行肠胃者，气也；滋养津液，溉沟渎者，血也。产后血虚而不运，故糟粕壅滞而不行，血虚而不润，故沟渎干涩而不流，大便不通乃虚秘也。"

产后便秘分为脾虚失运型、血虚肠燥型、肠热腑实型。

针对脾虚失运型产后便秘，可选用《万氏女科》润燥汤（人参、甘草，当归身、梢，生地黄、枳壳、火麻仁、桃仁泥、槟榔）。人参、甘草补气健脾，当归、桃仁养血润肠，枳壳、槟榔理气，生地黄、火麻仁润肠通便。通补结合，补气血，益脾胃，润肠道，使气血生，推动肠道运行则便秘自除。

三、产后缺乳

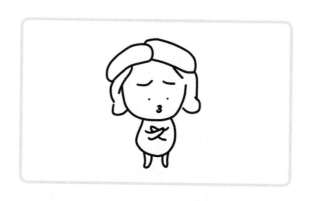

产后少乳或无乳，亦是产妇常见难题，乃至三百六十行多了一个"催乳师"行业。《景岳全书·妇人规》云："妇人乳汁乃冲任气血所化，故下则为经，上则为乳。若产后乳迟乳少者，由气血之不足。而犹惑无乳者，其为冲任之虚弱无疑也。"脾主运化水谷精微，为气血生化之源。内养五脏，外濡肌肤，是后天之本，而胞宫的经、孕、产都是以血为用的。因此，脾为胞宫的行经、胎孕提供物质基础。若脾功能健旺，气血充足，则冲脉、任脉气血充盛，为产后乳汁来源提供可靠保证。

产后缺乳多属于脾弱血虚型或肝郁气滞型。

针对脾弱血虚型产后缺乳，可以选用《傅青主女科》通乳丹（人参、生黄芪、当归、麦冬、通草、桔梗、猪蹄）。人参、黄芪大补元气，当归、麦冬养血滋液，猪蹄、通草补血宣络通乳，桔梗载药上行。共奏补脾养血、增液通乳之功，使气血充盛，乳汁自生。

四、产后抑郁

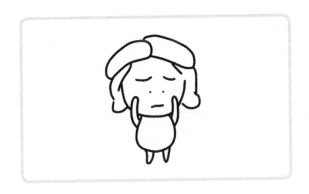

分娩不仅是对产妇身体的一次重大考验，心理上的问题更是一个容易忽视的隐形杀手。产妇的人格特征、分娩前心理准备不足、产后适应不良、产后早期情绪不良、睡眠不足、照顾婴儿过于疲劳、产妇年龄小、夫妻关系不和、缺乏社会支持、家庭经济状况、分娩时医务人员的态度、婴儿性

别和健康状况等，均与产后抑郁症的发生密切相关。心理疏导，有时候比身体调理更为关键。《黄帝内经灵枢·本神》曰："因志而存变谓之思"，即思是在志的基础上对事物的进一步思考，与情志活动密切相关。肝主疏泄，调畅气机，《黄帝内经素问·玉机真脏论》曰："五脏受气于其所生，传之于其所胜……肝受气于心，传之于脾……"故当肝气郁滞，气机横逆，可乘犯脾土，导致脾胃气机紊乱，致脾胃虚弱，而脾气不足，血液生化乏源。

产后抑郁可分为肝气郁结型、心脾两虚型、瘀血内阻型等。

其中，心脾两虚型产后抑郁，可以选用归脾丸（党参、白术、炙黄芪、炙甘草、当归、茯苓、远志、木香、龙眼肉、酸枣仁、生姜、大枣）。黄芪、党参补脾益气，使气旺血生。辅以当归、龙眼肉养血补心；白术、炙甘草补脾益气，助党参、黄芪补脾以资生化之源。佐以酸枣仁、茯苓、远志养血宁心安神；木香理气醒脾，使之补而不滞；生姜、大枣调和脾胃，以助生化。使以炙甘草调和诸药。诸药相配，共奏益气补血、健脾养心之功。

五、产妇常用按摩、艾灸指引

☯ 产后缺乳

按摩：产妇取平卧位，进行按摩前可予双乳热敷，选择乳中、乳根、天溪、天池、玉堂、少泽、极泉、膻中、期门、屋翳、复溜、足三里等穴位进行点按，由乳房根部以大鱼际逐渐按揉至乳头方向，持续按摩 5 分钟。如发现产妇乳房存在肿块，则需避开并在柔软位置进行按摩，对乳腺管进行单方向按摩，进而增加乳汁分泌量。

艾灸：可用艾灸盒对产妇膻中、双侧乳根、少泽进行艾灸，每穴每次艾灸 5 分钟，温度以产妇无不适感为宜，可于产后第一天开始，每日 1 次。

🜚 产后大便难

按摩：取足三里、三阴交、合谷穴，并可行足底胃、小肠、结肠、肛门反射区按摩，每间隔 8 小时按摩 1 次，排气后每天按摩 1 次，每次按摩持续 20～30 分钟。

艾灸：对神阙、中脘、天枢、涌泉等穴位施灸，注意产妇主观感受，在温度可耐受的情况下，以皮肤红润为宜。也可点燃艾条插入艾灸盒内，将盒盖扣好，将艾灸盒放置在距离皮肤 2～3 厘米处，灸至皮肤微红、深部组织发热为宜，每日 1 次，每次持续 30 分钟。

🜚 产后小便不通

按摩：产妇仰卧位，双手掌叠加于下腹部中央顺时针方向按摩，以局部有微热感为宜；以右手拇指按压中极，微用力，以穴位有酸胀感为宜；点按利尿穴（肚脐与耻骨联合上缘连线的中点处），用双手拇指按压利尿穴，逐渐增大按压力，以穴位有酸胀感为宜。

艾灸：取中极、足三里、关元、神阙、三阴交穴，点燃艾条，距离皮肤 2～3 厘米进行艾灸，以产妇不感觉烫热为度，每个穴位艾灸 5 分钟，以皮肤有红晕为宜，每日 1 次。

☺ 产后小便失禁

按摩：可取足三里、三阴交、关元、肾俞等穴位进行按摩，每日 1 次。

艾灸：可用艾条回旋灸中极、尺泽、气海、太溪等穴位，每次 20 分钟，每日 1 次，以促进膀胱功能恢复，增加尿道周围组织的紧张度和尿道括约肌的肌张力，改善压力性尿失禁症状。

☺ 产后恶露不绝

按摩：可取关元、三阴交，采用点穴等规范动作，顺时针方向按摩约 5 分钟，力度均匀柔和。应注意产妇的心理，及时疏导产妇紧张、焦虑情绪，使其心情愉快。亦可按摩耳穴，将王不留行子贴于橡皮膏正中位置，于两侧神门、交感、内分泌、皮质下、肝、肾等耳穴位置各贴 1 贴，对各耳穴进行按摩，时间为 15～20 分钟。

艾灸：选择气海、关元、神阙、子宫、三阴交、足三里等穴位，在穴位上方 2～3 厘米处进行悬灸，以皮肤发红、深处组织发热为度。每日治疗 1 次，持续时间为 10～20分钟。

ⓤ 产后血崩

按摩：取血海、三阴交、足三里、关元、气海、合谷等穴位，在按摩区域涂抹适量凡士林，按摩 10 分钟，每日 1 次。

艾灸：灸产妇三阴交、足三里、隐白、大敦、至阴等穴。

六、产后居家注意事项

ⓤ 饮食

营养均衡，多吃易消化的食物，多吃优质蛋白质和铁、钙含量高的食物，补充足量维生素，多喝汤，如猪蹄汤、排骨汤、鱼汤、鸡汤，亦需多喝温水，有利于乳汁分泌。多吃新鲜水果和蔬菜。避免浓茶、咖啡、辛辣刺激的食物、生冷的食物、油炸食品及腌制食品。

ⓤ 生活

注意休息，生活、饮食规律，注意气温变化，及时增减衣物，保持心情舒畅。切忌提重物、剧烈运动、熬夜。

ⓤ 运动

运动时间掌握好，15 ~ 30 分钟为宜，循序渐进；运动前应热身，运动后应休息 10 分钟左右，让心率恢复至正常；

哺乳期运动前要排空乳汁，衣物宜宽松。避免重体力运动模式及运动时间过长。

七、产后食疗

除了中药调理，尚有中医食疗可以参考，相比之下，更容易接受。

☯ 产后脾气虚食疗

▶▶黄芪党参红枣山药鸡汤

做法：去皮鸡1只，洗净剁成块，放锅中煮开，然后捞出冲净沥干；党参、黄芪、山药、大枣用清水浸泡5分钟，冲净沥干；所有材料放入电压力锅中，注入清水，煲煮约1小时即可，食用前加盐调味。

▶▶红枣花生栗子猪蹄汤

做法：花生和大枣提前泡洗备用；猪蹄切成小块，冷水下锅煮出浮沫，煮好的猪蹄用凉开水洗净；砂锅里放水烧开，加入料酒、生姜、栗子，倒入猪蹄，将花生、大枣也倒入锅里，根据自己喜欢的软韧度，调制时间；最后加入盐调味即可。

☯ 产后脾阴虚食疗

▶▶沙参玉竹乌鸡汤

做法：乌鸡洗净，斩小块备用；沙参、玉竹放入碗中用清水浸泡，去除杂质；锅中放入适量凉水，将切好的乌鸡放入锅中，大火煮开，撇去浮沫；放入玉竹、沙参，适量枸杞子，大火烧开，撇去表面油脂和浮沫；煲约 1 小时后加入适量盐调味即可。

▶▶参药麦冬乳鸽汤

做法：将沙参、山药、麦冬泡 10 分钟后洗净；将枸杞子、蜜枣洗净；将鸽子洗干净焯水；所有材料装入汤锅中，加入适量清水，先用大火煮开，然后调至小火煲约 1 小时，起锅前放入适量的盐即可。

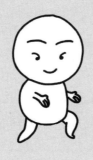

第八章

运动 / 生活也健脾

第一节

生活注意事项

我们之前讲了什么是脾虚，以及脾虚的症状、证型、用药、食疗等方面的知识，现在来告诉大家脾虚患者在日常生活中需要注意哪些问题。

首先，我们之前也讲到了脾虚的成因，饮食不节、思虑过度是最重要的原因，其他诸如缺乏运动、过于劳累、久病不愈等也容易导致或加重脾虚，所以我们在生活中要特别注意这几个方面的问题，脾虚患者更加要改掉这些坏习惯，以避免加重脾虚。

一、饮食方面

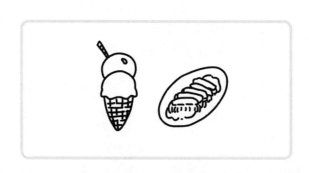

1. 避免过食寒凉生冷食物 到了夏天，天气炎热，人易上火，尤其在南方，更是热气逼人，大人、小孩儿都喜欢吹空调，吃雪糕，喝冰水、饮料，一杯冰水下肚，清凉解渴，体温下降，浑身冰爽，好舒适的感觉。殊不知，无形之中，冰凉冷饮对脾胃的伤害也是很大的。我们之前讲了，脾是一个比较特殊的脏腑：喜燥而恶湿，也就是说，它喜欢比较温暖干燥的环境，不喜欢阴冷潮湿，如果过于寒凉就会损伤脾胃的阳气，造成脾气虚弱、寒凝气滞，影响脾"主运化"的功能，导致消化吸收功能下降，出现没有胃口、腹胀、腹泻、乏力等症状。所以，即使在夏季天气炎热的时候，寒凉之物也不宜多吃，尤其本身体质虚弱或脾气本就虚弱之人以及老年人、妇女、儿童，更是如此。

另外，对于一些病情较重，已有脾阳虚表现的患者，除了上述的雪糕、冰水、饮料，其他一些性寒的食物也不宜多吃，常见的如：水果中的西瓜、香蕉、柿子、猕猴桃、甘蔗、甜瓜，水产中的螃蟹、田螺、螺蛳、蚌肉，肉类中的鸭肉（包括鸭血），素菜中的海带、苦瓜、冬瓜、绿豆、茄子等，以及南方常见的夏天解暑汤水、凉茶。

2. 避免过量食用甜品 甜品是很多人都喜欢的食物，尤其在广东，"糖水"是很多人的心头爱，叫份糖水已成为很多广东人的休闲方式。当然这里的"糖水"可不是指白糖水，而是泛指各种具有甜味儿的粥或炖品等。现在在我国北方各大城市"糖水"也慢慢火起来，其香甜的口感和诱人的外观，让人大为心动、不能自拔，甚至每天一份"糖水"形成习惯。中医认为，五味入五脏，甘属土味，与脾相配，"甘"味可入脾走肉，安五脏。现在很多人认为，"甘"就等同于"甜"，甚至认为多吃糖、冰激凌这些甜味十足的食物可以健脾。其实，这是不准确的理解，"甘"和"甜"紧密相关，却又有区别。

中医所说的"甘"，不仅指食物的口感是甜的味道，同时也是相对食物和药物的性味来说的，指的是药物或食物可以润燥的特点。具有甘味的中药，均可以起到滋补和中、调和药性及缓急止痛的作用，多质润而善于滋燥。所以，"甜"不等同于"甘"，如果过度地摄入糖，反而会导致糖尿病、肥胖、龋齿等疾病。《黄帝内经》提到"甘走肉，多食甘则痰溢"，意思是说，甘味有滋养肌肉的作用，但是过度进食甘味，不但起不到滋养的作用，反而会化生为痰饮，痰饮就是湿气的一种表现形式。中医认为，过食肥甘厚味，没有转化的食物在体内淤积就会化为湿。我们之前说了脾喜燥而恶润，就是说脾不喜欢湿气，过食甜食容易生湿困脾，脾"主运化"的功能失调，则会出现倦怠、腹胀、便溏、消化不良以及肥胖肿胀等。所以，脾气虚弱之人，尤其是有脾虚湿困表现的患者不宜过食甜食。

3. 避免过食肥腻饮食　上面我们已经提到，过食肥甘厚味容易聚湿化痰，痰湿困脾，则脾"主运化"的功能失调，使脾虚湿困的症状加重，可见腹胀、疲倦、乏力，水湿聚集可见肥胖。所以，脾虚之人，尤其是脾虚湿困的患者，多见肥胖，这些患者不宜过食肥腻，如肥肉、动物油、油脂类点心、煎炸馅饼、油炸食品、奶酪、黄油、腊肠、动物内脏等高脂肪食品。这类食物不仅会加重脾虚患者的肠胃负担，还会增加患者患心脑血管疾病的风险，还是少吃为妙。

4. 避免过食辛辣食物及酒、咖啡等刺激胃的食品 我们知道，脾胃关系密切，往往同时受病，故统称脾胃病，脾与胃通过经脉相互络属而构成表里关系。脾主运化，胃主受纳，"脾为胃行其津液"，共同完成食物的消化吸收及其精微的输布，滋养全身，故称脾胃为"后天之本"。脾主升，胃主降，相反相成。脾气升，则水谷之精微得以输布；胃气降，则水谷及其糟粕才得以下行。故《临证指南医案》说："脾宜升则健，胃宜降则和。"胃属燥，脾属湿，胃喜润恶燥，脾喜燥恶湿，两脏燥湿相济，阴阳相合，方能完成饮食物的运转过程。故《临证指南医案》又说："太阴湿土得阳始运，阳明燥土得阴自安。"

由于脾胃在生理上的相互联系，因而在病理上也是相互影响的。如果脾为湿困，运化失职，清气不升，即可影响胃的受纳与和降，出现食少、呕吐、恶心、脘腹胀满等症。反之，若饮食失节，食滞胃脘，胃失和降，亦可影响脾的升清与运化，出现腹胀、泄泻等症。所以，过量进食辛辣等刺激胃的食物，会直接损伤胃肠道黏膜，不仅损伤胃气，久之亦会损伤脾气，故脾虚之人不宜过多食用。

5. 培养健康的饮食习惯，避免暴饮暴食，避免经常吃夜宵 现在大城市年轻人工作压力大、生活节奏快，很多人饮食不注意，常常三餐不规律，到了饭点不吃饭，等到饿的时候，就在外就餐或点外卖应付，人体如果长时间处于饥饿的状态，再进食时，潜意识里就只想填饱肚子，不自觉地就会多吃许多食物，吃多了不消化就会增加脾胃的负担，导致脾运化功能失调，引起脾虚。

另外，现代很多人有在加班后、晚上娱乐后吃夜宵的习惯，我们要知道，晚上的时候身体本来需要休息，包括胃肠都需要休息，机体本来就是在勉强工作，吃夜宵就相当于给胃肠增加了很多的工作量，同时产生湿气，脾胃就会得不到休息，受到伤害。

良好的饮食习惯，是一个人保持健康的基石。每天定时吃饭，每次吃饭最好吃七分饱，细嚼慢咽，避免过急，不吃夜宵，做到荤素搭配，营养均衡，粗细搭配，在补充优质蛋白的同时也要摄入足够的蔬菜、水果，还可以适量补充维生素和微量元素，不挑食，不偏食，才能有一个好的脾胃。关于日常生活中的一些健脾祛湿的食物，在之前的篇章中已有提到，这里就不再复述了。

6. 避免过度服用药物 有疾病吃药肯定没问题，但是要避免过度服用药物，尤其是没必要的损伤脾胃的药物，如镇痛药、激素类药物、感冒药、减肥药等，一定要按医生的医嘱来服用，万万不要自己做医生，自行乱服药，导致脾胃损伤，使病情加重。

7. 喝茶的选择 我国自古就有喝茶的习惯，也有很多名茶，在许多地方非常兴盛"茶道"，很多人每天都品茶。茶叶分很多种，其中有些适合脾虚之人，有些饮多则会损伤脾胃。

在常见的茶叶品种中，红茶、普洱茶比较适合脾虚之人饮用，绿茶、铁观音、菊花茶等，脾虚之人（尤其脾阳虚的人）不宜多饮。红茶性偏温和、味道醇厚，是一种全发酵茶，经过发酵后，茶多酚转化为其他物质，加上茶中的多糖、果胶类等，能够促进消化，具有健脾和胃、暖脾止泻的作用，适合脾胃虚弱之人（如纳差、进食少、时有腹泻）。经常饮用加牛奶的红茶，不仅能起到健脾养胃、保护胃黏膜的作用，对治疗胃溃疡也有一定效果。普洱茶也是发酵茶，性偏温，〔清〕赵学敏在《本草纲目拾遗》中记载了普洱茶具有解酒、助消化、去油腻、解毒、祛痰、通便等功效。相较红茶，普洱茶更适合脾胃不和之人，该类型患者胃的功能亢进，特别能吃，胃热、胃有积滞，进食后由于脾虚不能运化，常见腹胀、嗳气、打嗝，这是胃气偏亢的胃热表现，推荐喝普洱茶。绿茶、铁观音、菊花茶均性偏寒凉，有清热泻火的作用，适度饮用可以清热解暑、清肝明目，但饮用过多就易损伤阳气，越喝越虚，尤其会使脾阳虚患者病情加重，引起胃部不适，甚至胃胀、胃痛、反酸、腹泻。

同时还要注意，茶水不宜空腹饮用，空腹饮用茶水，茶的寒凉之性会直达脏腑，伤人阳气。正确的饮茶方法，应该是在饭后饮用，这样既有助于消化，又不损伤人体。另外，品茶时，泡茶次数不宜太多，3 次以内为宜，冲泡次数太多，茶中一些不利于健康的物质（如茶碱）就会析出，对身体有害。除了上面提到的茶叶，也可在茶叶基础上添加其他具有健脾益气作用的食物或药物（有些也可不加茶叶），做成饮料茶，不仅可以健脾益气、开胃消食，同时种类众多、口感丰富，更适合现代年轻人口味。

常见的具有健脾作用的饮料茶有生姜红茶、陈皮茯苓茶、陈皮红枣茶、陈皮甘草茶、黄芪枸杞红枣茶、黄芪荞麦茶、大麦茶、麦芽山楂茶、山楂蜜茶、木香乌麦茶、玫瑰花茶、丁香茶、黄芪糯米茶等。

8. 饮凉茶要适度 "凉茶"不是茶，是传统中草药植物性饮料的通称，流行于广东地区，是当地人根据气候、水土特征，在长期疾病预防与保健过程中，以中医养生理论为指导，以中草药为原料，总结出的具有清热解毒、生津止渴、祛火除湿等功效的饮料，多用于消除夏季人体内的暑热、咽痛，或治疗冬日干燥引起的咽喉疼痛等疾患，目前已入选第一批国家级非物质文化遗产名录。近年来，凉茶文化得到了全国人民的接受和认可，凉茶饮料在全国均火爆热销，销售量甚至超过可口可乐。虽然叫凉茶，但实际上凉茶中并没有茶叶成分，多以金银花、菊花、鸡蛋花、夏枯草、鸡骨草、甘草、布渣叶、罗汉果等清热解毒类中药为主要成分。

对于身体正常或湿热较重的人群来讲，夏天炎热，适当喝点儿凉茶可以清热泻火，利湿解暑，对人体是有好处的。但凡事都有个度，过犹不及，如果凉茶不分节气饮用过量，则易损伤脾阳，尤其对于本就脾胃虚弱之人，多饮凉茶，定会加重脾虚的症状，久而久之甚至脾气虚的患者进展为脾阳虚，病情加重，积重难返。所以，脾虚之人宜少饮凉茶。

二、情绪管理

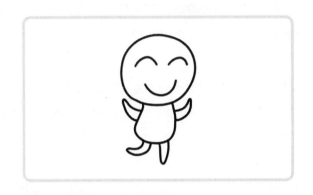

避免抑郁忧思　《黄帝内经素问·阴阳应象大论》曰："在脏为脾……在志为思，思伤脾……"中医认为，多愁善感的人，他们的气机更倾向于郁结不伸，进而肝气郁结，横溢犯脾，损伤脾气，故曰思伤脾。如果一个人长期处于情绪变化多端、忧郁、多愁善感的话，就容易导致脾虚。现代大城市人工作压力大，生活节奏快，作息不规律，容易抑郁焦虑，导致脾虚。

现代科学研究发现，大脑与胃肠消化系统关系密切，精神压力大，容易导致大脑皮层对消化系统的指挥失灵，从而出现吃不下饭、消化不良等脾胃问题。积极乐观的心态，则可以刺激人的中枢神经，使中枢神经兴奋，可以加强大脑对身体的调节作用。人体内的消化、吸收、分泌和排泄都会受到心情的影响。

　　所以，对于脾虚患者，尤其是性格内向的脾虚患者，要注意自我释怀，自我开导，多参加一些交流性的活动，逐渐改变多愁善感的性格，保持心胸的平和宽厚，保持积极乐观的情绪，可以使人身心健康，阴阳平衡，气血调和，促进全身血液流动，增强身体抵抗力，使肠胃的消化能力增强，从而起到调理脾胃的效果。

　　因此，保持良好的情绪对于脾胃健康非常重要。日常生活中，工作、生活压力大，如患者本就脾气急躁，加之遇事不顺，则容易导致生气暴怒，肝气横逆犯脾，损伤脾气。"怒伤肝，思伤脾，喜伤心"，情绪的过度变化对身体有害，所以脾虚患者要保持情绪相对稳定，避免生气暴怒。

三、运动

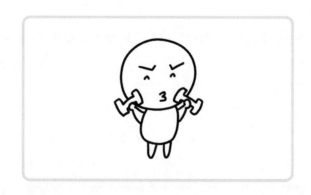

　　加强运动，避免久坐。中医认为，久坐伤肉，而脾主

肉，故"久坐伤脾"。随着现代社会科技进步，体力劳动越来越少，脑力劳动越来越多，尤其是办公室一族，因为工作的原因，长期坐着不动，缺乏运动锻炼。脾主肌肉，经常久坐，缺乏锻炼，不但肌肉功能退化，脾胃的运化能力也会下降。坐着不动让机体的气血经络偏于"滞涩"，对脾气的升降输布都有不好的影响，长时间不加以改善，就会引发脾虚的产生。

因此，对于这类久坐的人来说，最好每隔一段时间起身走动一下，如能长期坚持参加体育锻炼，能更有效地刺激胃肠蠕动，使消化液分泌增加，促进食物的消化和营养成分的吸收，改善胃肠道血液循环，加快气血运行，促进新陈代谢，排出毒素，有助于脾虚的调节与恢复。运动有许多形式，例如散步、快步走、慢跑、打太极拳、游泳、爬山、攀岩、瑜伽等，选择自己感兴趣的运动长期坚持即可。

四、其他生活注意事项

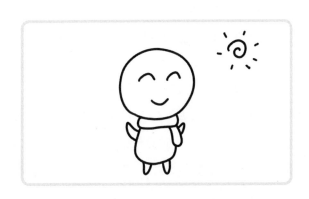

1. 注意保暖，避免寒气侵袭脾胃 中医认为，大部分疾病是阴阳不调、六淫邪气侵入机体导致的。脾喜欢温暖的环境，最怕受凉，长期受凉容易导致脾虚，引起消化不良、胃痛、胃肠炎等疾病。所以，脾虚患者，尤其是脾阳虚患者，即使在夏天也不要长期待在空调房内，要注意做好腹部的保暖工作。在春秋气候交替变化时，早、晚温差大，虚寒胃痛的患者要特别注意保暖（尤其是腹部的保暖），留意温度变化，避免受凉；脾虚泄泻的患者，可在脐中贴暖脐膏药。

2. 避免潮湿 中医认为"脾喜燥恶湿"，是指脾喜欢干燥，不喜欢潮湿，过于潮湿会导致湿气困脾，影响脾"运化水液"的功能，引起脾"生病"，导致脾虚。但在生活中，接触水湿是必然的，也是正常的，健康人的脾也没有虚弱到不能接触水湿的地步。但是如果脾虚患者长期不注意，不避湿气，比如居住环境潮湿、淋雨后不及时更换衣服、睡觉前洗头不及时干燥头发等，都很容易导致水湿困脾，进而引发或加重脾虚。因此，适度保持干燥的生活起居环境，避免水湿内生，是健脾养脾的手段。

3. 避免过度劳累，保持充足睡眠 工作压力过大，加班、失眠、熬夜、晚上睡不着、白天起不来，相信是很多现代大城市上班族的常态。睡眠与脾胃有着非常密切的关系。如果经常睡眠不足，对脾胃会有非常大的损伤。白天的时候，人体各个器官都处于高速运转的状态，各个脏器（包括脾胃）处在一种"耗散"的状态，只有到了晚上，人体在睡眠时，脾胃才能休息，得到修复。

长时间让自己处在疲劳的状态当中，睡眠时间不足而不能给予脾胃充足的休息恢复时间，会导致脾的运化功能迟滞、消化不良，脾胃功能紊乱而出现脘腹痞满、不思饮食等情况，影响脾胃气血，慢慢使脾胃变得越来越虚弱而致脾虚。所以，对于脾虚患者，更要避免过度劳累、熬夜加重脾虚，一定要劳逸结合，合理安排工作强度，保证充足的睡眠时间。

4. 有病积极治疗，避免久病及脾　中医认为，人体五脏六腑分属五行，相生相克，又互为表里，是一个整体。脾属土、肺属金、肝属木，土生金，木克土，子病及母、母病及子，无论肝病、肺病，均可影响脾的功能从而造成脾虚；另外，脾胃互为表里，为后天之本，分主升降，共同维系消化吸收功能，脾病日久及胃，胃病日久及脾，常见脾胃共病。如果身体患有的慢性疾病长期没有得到控制，也会让脾受到影响，进而出现脾虚。所以，如有疾病要积极治疗，不要拖延以致小病变大病，甚至引起脾虚或其他脏腑疾病。

第二节
————

动起来，健脾通经络

　　我们前面讲了脾虚的患者需要加强运动，避免久坐，现在就详细给大家讲一下脾虚的患者适合什么运动与保健项目。

　　中医认为，"脾主肌肉""脾主四肢"，《黄帝内经素问·痿论》曰："脾主身之肌肉。"即脾气健运，则肌肉丰盈而有活力。如脾有病，则肌肉萎缩不用。《黄帝内经素问·太阴阳明论》曰："四肢皆禀气于胃，而不得至经，必因于脾，乃得禀也""筋骨肌肉无气以生，故不用焉"。

　　脾与肌肉、四肢密切相关，脾胃健康的人，他的肌肉、四肢也都强健有力，反过来也一样，四肢肌肉发达的人，脾胃功能也都很好。而脾胃虚弱的人，往往四肢肌肉萎软无力，或虚胖无力。运动比较多的人，他的脾胃系统就比较强，所以我们可以通过活动四肢，适当锻炼，使肌肉强健、食欲增强、气血旺盛，脾胃之气也可逐渐强盛起来。

　　需要注意的是脾虚患者本就气虚，刚开始锻炼的时候不适宜大运动量和太剧烈的运动，最好是缓慢的、不需要太多体力的运动形式，在坚持锻炼了一段时间后，适应了运动量，气虚症状也有所改善，再逐步延长运动时间、加大运动量。切记一定要量力而行，不能过劳，否则会加重脾虚，以运动后感觉轻松、第二天不感到劳累疲乏为度。下面我们来介绍一些适合脾虚患者进行的运动与保健。

一、脾虚患者适合做舒缓的有氧运动

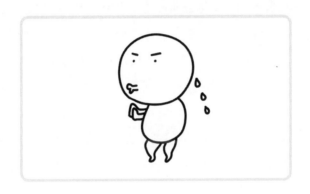

大强度运动时血液集中在肌肉，胃肠道的血流量就会减少，反而不利于胃肠消化，且脾虚患者本就气虚，不宜进行大运动量的运动，以防耗气伤正。所以，脾虚患者需避免剧烈运动，更适合做舒缓的有氧运动，可以选择的运动方式如散步、慢跑、爬山、室内体操、瑜伽、打太极拳、八段锦、五禽戏、传统武术等。适当的体育锻炼能调节人体的胃肠功能，增强胃肠蠕动，使消化液分泌增加，促进食物的消化和营养成分的吸收，同时能改善机体血液循环，促进新陈代谢，延缓衰老。具体选择哪项运动因人而异，原则是选择自己喜欢的、感兴趣的运动方式，这样才容易长期坚持锻炼下去。

我国许多传统武术对全身都是有好处的，比如太极拳、五禽戏、八段锦、易经筋等，均有适合广大群众的简化版本，练起来并不难，可以起到非常好的强身健体的保健作用。另外，它活动的部位非常全面，所以，对于舒筋活络、益气养血、健脾补肾和全身气血津液的流通是非常有益的。现在流行做瑜伽，瑜伽要通过意念来做，太极拳也是形意结合的，内里练意念，外面练形体，形神合一。打太极拳时，腿要弯曲、腰要挺直，所以，太极拳对于腰腿部的锻炼是非常有效的。如果要学习这些传统武术，最好找一名有经验的老师来指导，这样才能动作标准，不然自己摸索极易练错动作，事倍功半。如果要学习搏击之术，那就更要找名师指导，刻苦用功，内外兼修，当然其强身健体、延年益寿的功效也会更加明显。

现对传统武术做一简单介绍，具体练习还是要找老师教导为好。

1. 太极拳 一般认为，太极拳起源于清代河南省焦作市温县陈家沟，由陈王廷在家传拳法的基础上，吸收众家之长，融合易学、中医等思想，创编出来一套具有阴阳开合、刚柔相济、内外兼修特点的新拳法，命名太极拳（另一种说法是元末明初武当派开山祖师张三丰真人创立了"太极十三势"，为太极拳原型，后发展成为武当太极拳）。太极拳先在陈家沟世代传承，后向外传播，并逐渐衍生出杨式、武式、吴式、孙式、和式等多家流派。太极拳作为一种高度蕴含东方包容理念的运动形式，习练者针对意、气、形、神的锻炼，非常符合人体生理和心理的要求，对人类个体身心健康以及人类群体的和谐共处，有着极为重要的促进作用。

2. 五禽戏　相传东汉末年著名医学家华佗首创"五禽戏"，即根据中医原理，模仿虎、鹿、熊、猿、鸟等五种动物的动作和神态编创的一套导引术，成为我国中医养生运动保健的先驱。《后汉书·方术列传·华佗传》记载："吾有一术，名五禽之戏：一曰虎，二曰鹿，三曰熊，四曰猿，五曰鸟。亦以除疾，兼利蹄足，以当导引。体有不快，起作一禽之戏，怡而汗出，因以著粉，身体轻便而欲食。普施行之，年九十余，耳目聪明，齿牙完坚。"五禽戏在中国民间广为流传，也是流传时间最长的健身方法之一，由五种模仿动物的动作组成，五禽戏又称"五禽操""五禽气功""百步汗戏"等。五禽戏发展至今，形成了不同的流派，略有不同（在华佗故里，安徽亳州主要是董文焕和刘时荣所传的五禽戏）。2001 年，国家体育总局编写出版了《健身气功·五禽戏》，于 2003 年由人民体育出版社出版发行。现代医学研究也证明，作为一种医疗体操，五禽戏不仅使人体的肌肉和关节得以舒展，而且有益于提高心、肺功能，改善心肌供氧量，提高心排血量，促进组织器官的正常发育。作为中国最早的具有完整功法的仿生医疗健身体操，五禽戏也是历代宫廷重视的体育运动之一。

3. 八段锦　是一种以肢体运动为主的导引术，其名最早出现在南宋洪迈撰写的《夷坚乙志》中，而具体内容，在宋代可散见，比较全面地记载于〔明〕瞿仙《活人心法》。后明清又出现十六段锦、十二段锦等。近代，国家体育总局健身气功管理中心委托北京体育大学对八段锦进行了重新研究与整理，将之定名为"健身气功·八段锦""健身气功·十二段锦"。八段锦具有滋阴助阳、培元补气、疏通经络、活血生津的功效，长期锻炼可使人身强体健、耳聪目明、延年益寿。运用现代科学分析发现，八段锦可以活动全身关节、肌肉，调节精神紧张，改善新陈代谢，增强心肺功能，促进血液循环，从而提高人体各项生理功能。

适合人群：各类有时间、有条件进行体育锻炼的脾虚患者。

注意事项：①运动时不可过饱或过饥；②脾虚患者在刚开始运动时一定要循序渐进，强度不宜过大，待气虚状态改善，身体适应当前运动量后，再缓慢加大运动强度；③运动量适中的标准，以运动后微微发汗，又不至于让人气喘吁吁、大汗淋漓为佳；④妇女月经期间可减少运动量；⑤脾阳虚患者宜选择天气晴朗、温暖少风、阳光照射的情况下，在室外锻炼；⑥脾气下陷患者避免蹦跳运动；⑦贵在坚持，每天锻炼。

二、按摩经络与穴位

按摩小腿经络也是一个很好的养脾方法，小腿集中了足少阴脾经、足阳明胃经的不少穴位。每日按摩敲打小腿，可以刺激脾、胃二经，使脾胃之气旺盛，运行通畅。

▶▶方法一：按摩捏拿小腿

此方法适合不太会找经络与穴位的人群。拇指与四指相对，以手较用力握住小腿内侧肌肉，将小腿从上至下慢慢按摩捏拿，力度适中，以能感到较强酸痛感且能承受，按后觉得舒服为度，每次反复 20～30 遍，坚持每天数次。

▶▶方法二：循经按穴

分别循足少阴脾经、足阳明胃经按摩，且对主要穴位点压、旋、按，适合有一定中医经络穴位基础知识，可以找到经络与穴位的人群。沿足大趾内侧缘、小腿胫骨内侧缘自下而上推足太阴脾经，每次 10 遍，之后点按太白（位于足内侧缘，当第 1 跖骨小头后下方凹陷处）、三阴交（位于小腿内侧，足内踝尖上 3 寸处）、阴陵泉（位于膝关节内侧，胫骨内侧髁下缘与胫骨内侧缘之间的凹陷中），胫骨内侧髁凹陷处及压痛点各点按 30 秒。沿足阳明胃经小腿路线自上而下推小腿前外侧，重点点按足三里（外膝眼直下 3 寸处）、丰隆（小腿前外侧）、外膝眼与外踝尖连线的中点处及压痛点。在循经按摩基础上，还可对二经主要穴位（不限于小腿）进行点压、旋按、艾灸。

可选择的穴位如下。

1. 足三里　《黄帝内经》曰："阴有阳疾者，取之下陵三里。""下陵三里"就是足三里，足三里是足阳明胃经的主要穴位之一，是中医界公认的治病、养生、保健的第一大穴，主治消化系统疾病。各类人群均可以选取。足三里穴位于髌骨下缘3寸，胫骨前嵴外一横指（拇指指关节）。中医认为，艾灸足三里有调节机体免疫力、增强抗病能力、调理脾胃、补中益气、通经活络、疏风化湿、扶正祛邪的作用。

2. 丰隆　首载于《黄帝内经灵枢·经脉》，具有调和胃气、祛湿化痰、通经活络、补益气血、醒脑安神等功效，尤被古今医学家公认为治痰之要穴。丰隆穴是足阳明胃经的络穴。络穴是指络脉从本经脉分出的穴位，能沟通表里两经之气血，故有"一络通两经"之说。中医认为，脾主运化，与胃相表里，一升清一降浊，而艾灸丰隆穴具有健脾养胃、除湿祛痰的作用。

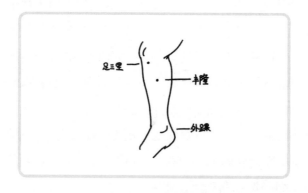

3. 中脘　在人体前正中线（任脉）上，肚脐上4寸，是足阳明胃经的募穴，是胃经经气结聚之处，点按中脘能够促进经气运行，调节胃的功能。中脘是"后天之本"，因为人体六腑的精气都汇集在这个地方。正因如此，中脘对于连通脾、胃有重要作用。脾胃疾病一般由气虚或气血堵塞引起，艾灸中脘穴，可疏通堵塞和补足气血，全面调理脾胃，增强脾胃功能，特别对运化不良的胃部消化问题有特效。

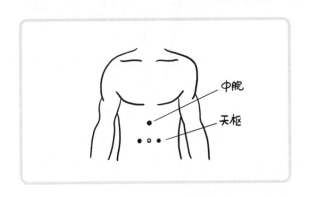

4. **三阴交** 足太阴脾经穴位，足部三条阴经（脾、肝、肾）的气血物质在本穴交会。位置在内踝尖上 3 寸，胫骨内侧缘后际。将示指、中指、环指、小指相并拢，以中指中节横纹处为准，四横指之宽度，即为 3 寸，此穴位于胫骨后缘靠近骨边凹陷处。凡月经周期不规律、白带多，月经过多、过少，经前期综合征、更年期综合征等，皆可治疗；此穴又为足太阴脾经、足少阴肾经、足厥阴肝经交会之处，因此应用广泛，除可健脾益血外，也可调肝补肾，亦有安神之效，可帮助睡眠。

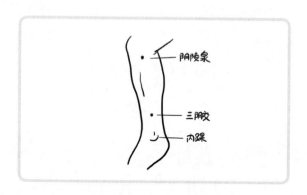

5. 公孙 足太阴脾经络穴，一络通二经。位于足内侧缘，当第 1 跖骨基底的前下方，赤白肉际处。所以，公孙既可治疗脾的问题，又可治疗胃的问题，脾胃病都可以运用公孙穴进行治疗，如消化不良、腹胀、胃痛、吞酸、呕吐等消化系统的问题，都可以找公孙穴。

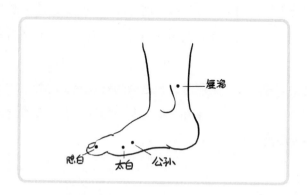

其他常用具有健脾和胃、助运化、祛水湿的穴位如下。

（1）**天枢**：位于脐旁开 2 寸处。

（2）**脾俞**：位于背部第 11 胸椎棘突下，后正中线旁开

1.5 寸处。

（3）**胃俞**：位于背部第12胸椎棘突下，后正中线旁开1.5 寸处。

（4）**隐白**：位于足大趾末节内侧，趾甲根角侧后方0.1 寸。

（5）**阴陵泉**：位于小腿内侧，胫骨内侧髁下缘与胫骨内侧缘之间的凹陷中，在胫骨后缘与腓肠肌之间，比目鱼肌起点处。

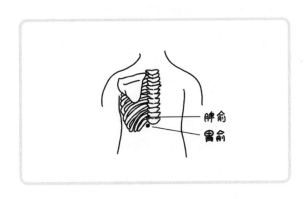

注意事项：①按摩时不可过饱或过饥；②按捏小腿与点压穴位力度要适中；③儿童穴位与成人穴位有所不同，因此，儿童要按照儿童选穴方法，且可结合捏脊，多用捏拿上提方法；④如为脾阳虚患者，对经络穴位进行艾灸治疗效果更佳。

三、带脉按摩

带脉，奇经八脉之一，带之言束也，犹如束带一般，主要功能是"约束诸经"。位于前正中线上人体腹部中间，肚脐的周围，侧腹部在第11肋骨游离端下方垂直线与脐水平线的交点上。所谓腹部"游泳圈"，正是中医学"带脉"所绕之处。脾主运化，脾胃虚弱则运化无力，造成身体水湿停滞。而按摩带脉一方面健脾阳，另一方面则振奋腹部两侧胆经阳气，可健脾祛湿、减肥消肿。

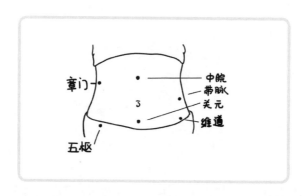

▶▶方法一：揉带脉

每天早、晚按揉带脉，有利于增强脾胃功能，将体内的湿气加快排出去。

▶▶方法二：敲打带脉

每晚睡觉前，躺在床上，四指并拢，从章门穴（位于人体的侧腹部，当第11肋游离端的下方）循带脉推向腹部内侧；手握空拳，来回敲打带脉，用力适中，以自身能耐受为度，时间 3 ~ 5 分钟或 100 ~ 300 下即可。

▶▶方法三：刮带脉

用刮痧板经常刮带脉上的重点穴位，如章门、五枢、维道穴，它们正好在肝经、胆经上，刮痧是一种泻法，可疏通带脉、清肝利胆、排毒通便、消脂减肥，消除腹部赘肉。

适合人群：脾虚湿困所致腹胀便秘、闭经带下、水肿肥胖者；脾虚下陷所致子宫脱垂者。

注意事项：①按摩腹部前，先要搓热双手；②按摩时不可过饱或过饥；③按摩与敲打力度要适中，以不感到疼痛为度。

四、按摩腹部与肚脐

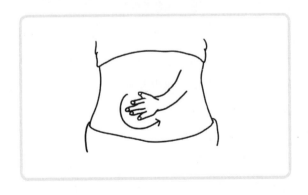

很多足太阴脾经的穴位在腹部，按摩腹部可以疏通脾经，促进脾胃运化，有调理脾胃、温振脾阳、消食导滞、调畅气血、培补元气的功效。肚脐，中医称为神阙，属任脉，

位于腹部中线，邻近胃与大、小肠，按摩神阙穴可健脾胃、理肠止泻。

▶▶ 方法一：补泻法按摩脘腹

每天早、晚平卧床上，露出腹部，天冷可盖上被子，双手五指并拢，以肚脐眼儿为圆心，先用左手的指腹和掌根，按逆时针方向按摩 100 下；再用右手的指腹和掌根按顺时针方向按摩 100 下；最后又用左手按逆时针方向按摩 100 下。此法以逆时针方向为补，顺时针方向为泻。上面说的左—右—左的顺序，属两补夹一泻，为补法，适用于脾虚大便常年稀烂之人。如果是便秘硬结，就要用泻法，即改为右—左—右的顺序，属两泻夹一补，为泻法。一般不可单补或单泻。脾胃正常的人可用平补平泻法，即用先左后右或先右后左的顺序。

▶▶ 方法二：上、下推腹法

平卧位，用左手掌自上而下（从胃口到直肠底端）、先轻后重推摩 36 下，换右手掌推摩 36 下，然后用左手掌推摩全腹 36 下，最后用右手掌推摩全腹 36 下，一直推到腹内无积块。适用于脾虚腹胀、便秘之人。

▶▶ 方法三：坐位按摩腹部

坐在椅子上，左手放在右手上，吸气、挺胸，用力往前挺出上半身，身体后仰；吐气，缩胸，弯腰，双手用力往腹部压。每次 20 ~ 30 下，量力而行锻炼。配合腹肌收缩按摩腹部肠胃，促进肠胃功能。亦可双手交叠盖住肚脐，上、下、左、右旋转按摩腹部 100 ~ 200 下。

▶▶方法四：站位托腹法

托腹能对五脏六腑起到调理作用，是防治胃肠疾病和习惯性便秘的好方法。①站立位，全身放松，两手叠在一起，手心向上，身体下沉；②两手托住小腹不动，两腿膝盖上、下颤动200～300下，颤动的速度应不快不慢，眼微闭，意守丹田。

▶▶方法五：点揉中脘、天枢

按摩腹部的中脘（位于肚脐正上方4寸处）、天枢（位于肚脐向左、右旁开2寸处），点揉为主，每个穴位揉2分钟，以有酸胀感为度。单个穴位按揉之后，以肚脐为中心，用掌根在腹部画圈由内向外按摩，每分钟30圈，按摩10～15分钟。

▶▶方法六：揉脐

一手掌心或掌根贴脐部，另一手按手背，顺时针方向旋转揉动，每次约5分钟，每日1～2次，更适合脾阳虚大便溏稀之人。

▶▶方法七：颤脐

双手叠加，以一手掌心放在肚脐上，微微颤动腹部1～3分钟，频率为每分钟120～180下，更适合脾阳虚大便溏稀之人。

适合人群：脾气虚所致腹胀便秘、消化不良、打嗝嗳气、呕吐反酸者；脾阳虚所致大便溏稀、喜温喜按者。

注意事项：①按摩腹部前，先要搓热双手；②按摩时不可过饱或过饥；③按摩腹部与拍打穴位力度要适中，以不感到疼痛为度。

五、擦胸腹

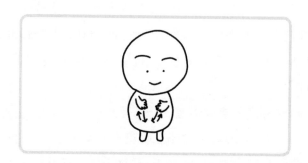

方法：双掌五指分开，相对放在前胸乳下方，然后稍用力沿胁肋推擦，上下往返从胸到脐及至小腹，以发热为宜。此法可疏通肝经、脾经，能健脾养肝。

适合人群：各类脾虚患者。

注意事项：按摩腹部前，先要搓热双手。

六、擦丹田

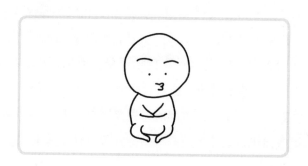

方法一：自然盘坐，放松肢体，意守丹田，排除杂念，将双手搓热，放在脐下小腹中央处，同时做上、下摩擦 30 下，以渐感发热为度，自然呼吸。

方法二：自然盘坐，放松肢体，将双手搓热，右手掌心捂于右下肢膝关节处（或右手掌心托兜住同侧阴囊、会阴），左手掌心沿大肠蠕动方向绕脐做顺时针揉动，即右下腹→右上腹（吸气）→左上腹→左下腹（呼气）→右下腹，感受丹田气顺时针方向旋转，排除杂念，如此周而复始 100 下；再搓热双手，以左手掌心捂于左下肢膝关节处（或左手掌心托兜住同侧阴囊、会阴），右手掌心按左下腹→左上腹（吸气）→右上腹→右下腹（呼气）→左下腹逆时针搓丹田 100 下，感受丹田气逆时针方向旋转，排除杂念。

适合人群：各类脾虚患者，尤其适合脾肾两虚患者。

注意事项：①按摩腹部前，先要搓热双手；②方法一练功后可直接接方法二继续练功；③练功时需意守丹田，手转则丹田转，排除杂念，不可妄动虚火。

七、叩齿咽津、咬舌运舌

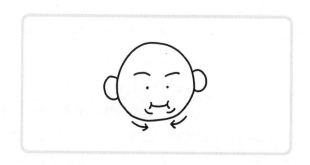

中医认为，叩齿不仅可以改善牙周血液循环、滋补脾胃，还能够固护肾气，坚固牙齿。齿健，食物就容易被嚼细，于是胃在消化吸收的过程中也就轻松多了，这就起到了养护脾胃的作用。

脾"在液为涎"，和胃相表里。"涎"其实就是口津，是唾液中较清稀的部分，中医还有"肾为唾"的说法，"唾"则是唾液中较稠的部分，两者合为"唾液"，唾液能够促进食物的消化。经常叩齿能够催生唾液，下咽之则有助于胃"腐熟饮食"，同时也能促进脾的"运化、升清"，从而达到减轻脾胃负担的目的，脾胃的功能就会逐渐增强。唾液还能"润五官、悦肌肤、固牙齿、强筋骨、通气血、延寿命"，又言："津即咽下，在心化血，在肝明目，在脾养神，在肺助气，在肾生津，自然百骸调畅，诸病不生。"古代很多名医都把唾液作为一种非常宝贵的身体物质，可以让人延年益寿，消除百病。

中医认为，舌与脏腑密切相关，舌尖属心、舌边属脾、舌根属肾、舌两旁属肝、舌中心属胃。经常活动舌头，能刺激唾液腺分泌，使口腔润滑，改善消化吸收功能。舌中和舌边为脾胃反射区，脾为后天之本，气血生化之源。脾胃功能健运，则气血旺盛；反之，脾失健运，气血津液不足，则精神萎靡、面色淡白、萎黄不泽。咬舌能刺激涎腺分泌增加、滋润肠胃。

▶▶方法一：叩齿吞津

每日早晨起床后面向太阳，闭目站立，精神放松，口唇微闭，心神合一，先门齿互扣 36 下，再后牙互扣 36 下，最后虎牙分别互扣 36 下，轻重适度，再舌头在口腔内上、下、左、右来回运转 3～5 圈。接下来，闭上双目，舌抵上腭，当唾液聚集后，将口腔里的唾液分 3 次缓缓咽入腹内，同时可以用意念慢慢地把它送入丹田（肚脐下 3 指的地方），并试着意守丹田。

▶▶方法二：咬舌

口唇轻闭，上、下牙齿从舌尖向舌根处轻咬移动，以够不着为止。咬舌动作要轻，以不疼痛为度，每天做 2 次（清晨起床洗漱完毕、晚上就寝前）即可。

▶▶方法三：运舌

舌体在舌根的带动下，在口腔内上、下、左、右来回运转 30 次左右，等唾液增多时，鼓漱 5～10 下，分 3 次咽下。

适合人群：各类脾虚患者。

注意事项：叩齿咽津与咬舌运舌可根据个人情况灵活调整，不必拘泥。

八、马步站桩

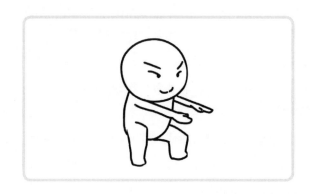

马步是站桩的一种，是大多数传统武术门派所采用的基本桩功训练方法，马步蹲得好，可壮腰健肾，调节精、气、神，锻炼下肢肌肉，强健脾胃，促进肠胃蠕动。不同门派马步姿势略有不同，配合练气与意念练习亦有不同。练习马步，即保持一种"上虚下实"的姿势，一是通过不断增加练功时受力的强度，使腹部肌肉、腿部肌肉紧张，锻炼下肢力量；二是通过配合呼吸与意念锻炼，调节体内"精、气、神"，强化意念与意识的控制，增强内家功力。二者不可分开锻炼，但锻炼时可有侧重。

锻炼方法：①预备姿势。放松直立，两脚分开，与肩同宽（不同门派要求不同，亦有要求两脚间距为三个脚掌至四个脚掌距离），双脚平行或脚尖内扣 5°～10°；双臂自然下垂，掌心向内；身体中正，目视前方。②起势。掌心相对，两臂向前缓缓抬至与肩平；翻掌向上，屈肘收手，经腰间带脉处向后、向外、再向前划弧；翻掌向下，两臂略收回，置于体前，同时屈膝下蹲成马步站桩式。

站桩要领： ①两脚与肩同宽（不同门派要求不同，亦有要求两脚间距为三个脚掌至四个脚掌距离）；②双脚平行或脚尖内扣 5°～10°；③十趾抓地，但不要过分用力；④屈膝下蹲，但膝盖不能超过脚尖；⑤收腹、提肛；⑥胯向前内收，臀部勿突出，圆裆、松腰、松胯；⑦含胸拔背，勿挺胸，胸要平，背要圆；⑧虚领顶劲，头向上顶，但颈部肌肉不能僵直，如被一根绳悬住；⑨舌抵上腭；⑩目视前方；⑪鼻尖与肚脐的连线垂直于地面；⑫百会与会阴的连线垂直于地面；⑬虚腋；⑭沉肩坠肘；⑮两臂前伸，与地面平行，掌心向下，两前臂互相平行（也可两手环抱胸前，如抱球状）；⑯中指根部与前臂成一直线；⑰手掌成瓦状；⑱手指成阶梯形，拇指与示指成鸭嘴形；⑲体会上虚下实之感。关于呼吸锻炼：初学者可不做过多要求，自然呼吸即可，不同门派对呼吸要求亦不同。

经过一段时间锻炼，已可保持正确姿势一定时间后，可尝试呼吸锻炼，常见呼吸锻炼方式为腹式呼吸，要求：呼吸顺其自然，柔和轻缓，不能用力。吸气时，用意念"引气"，由鼻慢慢下沉到丹田，此时腹部自然凸起。呼气时要细慢深长、缓和均匀，尽量呼净。待气呼净略做停顿，再行吸气。关于意念锻炼：同呼吸锻炼一样，初学者不做要求，当马步有一定基础后，可以尝试意念锻炼。不同的门派意念锻炼也不一样：简单者，意守丹田，将思想意识集中在下丹田即可。亦有稍复杂者，吸气时意想春雨淋身，由头顶百会慢慢渗透全身至脚底涌泉入地，身体充实饱满。呼气时意想大气升腾，由脚底涌泉慢慢穿过全身至头顶百会升空，身体虚空轻灵。关于锻炼的注意事项：初练时用高桩，膝盖稍稍弯曲，时间不求长，身热汗欲出即可休息。随着马步功力增加，逐步延长练功时间，并向中桩、低桩过渡（即增大膝盖弯曲程度，最后可至大腿与地面平行），争取每天有所进步，但需切忌急于求成，不要一味求低，致姿势不正确，练功无用甚至有害。

适合人群：各类脾虚患者；对于脾虚下陷所致胃下垂患者，可蹲位进食，使胃下方的脏器对胃起到垫托作用。

注意事项：①蹲马步时上半身要保持直立，不要向前倾，也不要向后靠；②马步不是深蹲，膝盖不能超出脚尖；③时间也要把握好，不能太长，可视自身耐力，量力而行。

九、拉筋

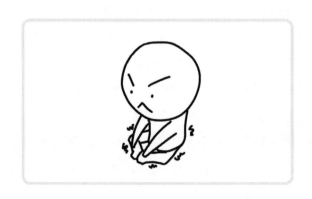

拉筋运动能够同时锻炼患者的肝经、脾经和肾经，所以，拉筋能够促进患者脾胃恢复。每天早上起来之后均可进行腿部的拉筋运动。

1. 拉伸大腿后部肌肉 坐在地上，把要拉伸的腿在体前伸直，弯曲另一条腿，整条腿的外侧贴近地面，与伸直的腿组成三角形，背部挺直，从胯部尽量向前屈，双手抓住伸直腿的脚尖，保持这个姿势 20 分钟，手触脚尖时不允许有弹动式动作（触不到脚尖也没关系）。

2. 拉伸大腿内侧肌肉方法一 坐姿，双脚脚底相互贴近，膝盖向外撑并尽量靠近地面，双手抓住双脚踝，保持这个姿势，从 1 数到 10，放松，然后重复 3 次。

3. 拉伸大腿内侧肌肉方法二 坐姿，双脚在体前伸直并分开，保持背部和膝盖部挺直，从胯部向前屈体，双手从腿内侧去抓住双腿的脚踝，保持这个姿势，感觉大腿内侧被拉紧，放松，然后重复。

4. 拉伸小腿（后部）肌肉 俯身，用双臂和一条腿（伸直，脚尖着地）支撑身体，另一条腿屈于体前放松，身体重心集中于支撑脚的脚尖处，脚跟向后、向下用力，感觉到小腿后部肌肉被拉紧，保持紧张状态，从 1 数到 10，放松，重复 3 次，然后换另一条腿做 3 次。

适合人群：各类有时间与条件进行体育锻炼的脾虚患者。

注意事项：拉筋的幅度要逐渐加大，刚开始锻炼时避免拉伤腿部肌肉。

十、仰卧起坐

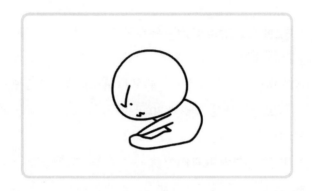

仰卧起坐能使腹肌力量增强，帮助肠胃消化。仰卧于床上，两腿并拢，下肢不动，两臂平伸上举，依靠腹肌的收缩，两臂向前摆动，迅速成坐姿，上体继续前屈，两手触脚面，低头；然后还原成坐姿，躺下；反复进行此动作，以15个为一组，每次锻炼3组，每天锻炼2～3次。

适合人群：各类有时间与条件进行体育锻炼的脾虚患者。

注意事项：①餐后30分钟内不宜做此运动；②脾虚患者在刚开始锻炼时每组可不要求达到15个，量力而行，等后期身体适应后，再增加每组个数。

十一、扭腰

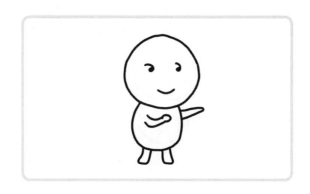

　　扭腰锻炼不仅有健脾胃的作用，而且对便秘、腰痛、失眠也有很好的疗效。

　　方法：站直，双脚与肩同宽，上身放松，两手握拳，左臂侧平伸，右拳放在左胸处，腰向右后转到最大限度，稍停留，向右扭腰时甩右拳，头和眼随着右拳转动，眼注视右拳的前方，双足不可移动；然后甩左拳，方法同上，左右交替。左、右共转腰 60 次，逐渐达到 300 次。

　　适合人群：各类没有太多时间与条件进行体育锻炼的脾虚患者，如上班族可在工作间隙进行锻炼。

　　注意事项：①高血压、头晕者要慢转，以防跌倒；②有腰椎疾病患者扭腰幅度宜减小、速度宜减慢减小；③扭腰到最大限度后，保持姿势，稍做停留。

十二、锻炼脚趾

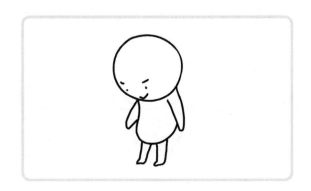

足少阴脾经、足阳明胃经均巡行于脚趾，中医认为，一般脾胃功能强的人，站立时脚趾抓地也很牢固，因此，锻炼脚趾也可改善脾胃功能。

▶▶方法一：脚趾抓地

站位或坐位，双脚平放在地面上，紧贴地面，然后脚趾用力抓地、放松，交替进行，不计时长，随时随地锻炼。

▶▶方法二：踮足功

站立位，脚尖着地，脚后跟尽量抬起，尽量维持较长时间。

▶▶方法三：踮脚行走

如果踮足时间长了脚会麻木，那么也可以踮着脚尖走路，踮脚尖时尽量脚踮得高一点儿，这样效果才会好。

适合人群：各类脾虚患者。

注意事项：①脚趾抓地脱鞋锻炼效果才好；②如在室外

不方便脱鞋，可以方法二、方法三为主；③脚趾有伤不可锻炼。

十三、上、下楼梯

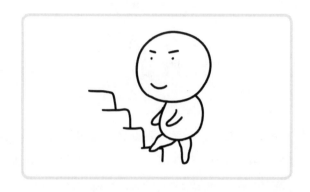

利用上、下楼梯开展锻炼，开始时一步一阶上，然后逐渐过渡到一步两阶，上、下往返，做 10 分钟左右，每日 3 次。速度则由慢到快，运动强度的心率每分钟 120 次左右为宜。

适合人群：各类没有太多时间与条件进行体育锻炼的脾虚患者，可在上、下楼梯时进行锻炼。

注意事项：①心脏功能不好的患者不宜做此锻炼；②上楼梯层数由少到多，适应后逐渐加量；③膝关节疾病患者不建议此方法。

十四、距地虎视式

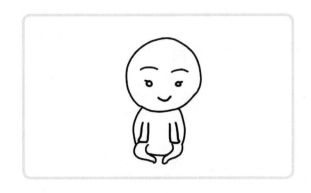

　　脾为阴，胃为阳，如果脾阴过盛，胃阳易被湿困，就会出现食欲不振、消化不良等症状。经常练习"距地虎视式"，能锻炼脾胃、调和阴阳、增强体质。

　　具体方法：①盘坐，两手自然按于两膝，正身端坐，全身放松；②两臂内旋，小指在上，拇指在下，掌心向后，侧伸至身体两侧，然后两臂向体前画弧，同时两手握成拳，上身前俯，两拳拄地，两臂平行，与肩等宽，腰背伸直；③下颌尽量抬高，同时尽量伸展腰背，眼睛睁大，目视前上方，动作略停；④头向左后方转动，尽量去看尾骨，动作略停，然后头转回，目视前上方；⑤头再向右后方转动，去看尾骨，动作略停，头转回，目视前上方，重复摆头的动作，左、右各3遍；⑥下颌收回，腰背伸直，上身直起，两拳离地，由拳变掌，两臂向左、右各侧伸45°，至与肩相平，掌心向下，目视前方；⑦沉肩坠肘，松腕舒指，下落还原，两手按两膝，目视前下方，呼吸自然，全身放松。

此动作伸展胸腹、拔伸背脊，可使任督二脉气血调畅，促进全身阴阳气血平衡。并且，通过昂头伸腰、摇头摆尾的动作，使颈、腰、胸、背及整个脊柱得到充分伸展，能起到强壮脏腑、补肾养心、促进脾胃消化功能的作用。

适合人群：各类有时间与条件进行体育锻炼的脾虚患者，尤其适合有一定武术基础的患者。

注意事项：功法练习有一定难度，刚开始学习不宜追求过快进度，宜慢慢掌握操作要领，做到动作标准。

十五、单举手臂

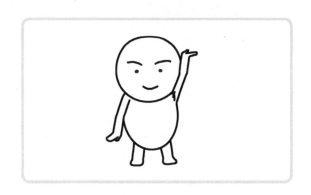

单举手臂这个动作源于八段锦，在宋代时就已流传于世。

具体方法：①自然站立，两膝微微弯曲，两手捧在小腹前，掌心向上；②左手翻掌经过胸前往上举，右手翻掌向右胯旁下按，两掌一上一下撑开，同时两腿站直，把整个身体拉伸开，略停2秒；③两手原路返回，重新合于小腹前，全身放松；④换为单举右手。

这个动作看起来简单，但要想做到位，还需体会内劲儿，即手臂上举时缓缓吸气，小腹微收，单臂上举至头顶时，力达掌根，感受撑天拄地的劲力，使身体对拉拔长；手臂下落时慢慢呼气，小腹微松，尽可能地呼尽体内浊气。以上动作每天重复30次，对脾胃有很好的调节作用。

适合人群：各类有时间与条件进行体育锻炼的脾虚患者，尤其适合有一定武术基础的患者。

注意事项：功法练习有一定难度，刚开始学习不宜追求过快进度，宜慢慢掌握操作要领，做到动作标准，且要结合呼吸与内劲儿的配合，才能达到好的效果。

十六、熊戏

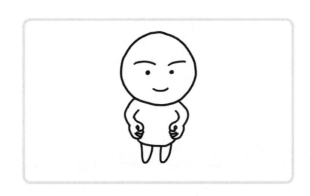

熊戏的手型：熊掌，拇指压在示指指端，其余四指并拢弯曲，虎口撑圆。

😊 熊运

动作要点：以左势为例。两掌握空拳成"熊掌"，拳眼相对，垂手于下腹部；目视两拳。以腰腹为轴，上体做顺时针摇晃；同时，两拳随之沿右肋部、上腹部、左肋部、下腹部划圆；目随上体摇晃环视。右势与左势相同，左右相反。

功法作用：腰腹转动，两掌划圆，引导内气运行，可增强脾胃的运化功能。运用腰腹摇晃，对消化器官进行体内按摩，可防治消化不良、腹胀、纳呆、便秘、腹泻等症。

适合人群：各类有时间与条件进行体育锻炼的脾虚患者，尤其适合有一定武术基础的患者。

注意事项：功法练习有一定难度，刚开始学习不宜追求过快进度，宜慢慢掌握操作要领，做到动作标准，且要结合呼吸与内劲儿的配合，才能达到好的效果。

十七、倒拽九牛尾势

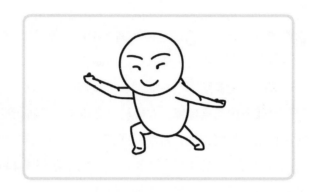

动作要点：以左势为例。双膝微屈，身体重心右移，左脚向左侧后方约 45° 撤步；右脚跟内转，右腿屈膝成右弓步；同时，左手内旋，向前、向下划弧后伸，小指到拇指逐个相握成拳，拳心向上；右手向前上方划弧，伸至与肩平时，小指到拇指逐个相握成拳，拳心向上，稍高于肩；目视右拳。身体重心后移，左膝微屈；腰稍后转，以腰带肩，以肩带臂；右臂外旋，左臂内旋，屈肘内收；目视右拳。身体重心前移，屈膝成弓步；腰稍左转，以腰带肩，以肩带臂，两臂放松，前后伸展；目视右拳。重复二至三遍。身体重心前移至右脚，左脚收回，右脚尖转正，成开立姿势；同时，两臂自然垂于体侧；目视前下方。右势与左势相同，左右相反。

功法作用：通过腰的扭动，带动肩胛活动，可刺激背部夹脊、肺俞、心俞等穴，达到疏通夹脊和调练心肺的作用。

改善软组织血液循环，提高肌肉力量及活动功能。

适合人群：各类有时间与条件进行体育锻炼的脾虚患者，尤其适合有一定武术基础的患者。

注意事项：功法练习有一定难度，刚开始学习不宜追求过快进度，宜慢慢掌握操作要领，做到动作标准，且要结合呼吸与内劲儿的配合，才能达到好的效果。

十八、卧虎扑食势

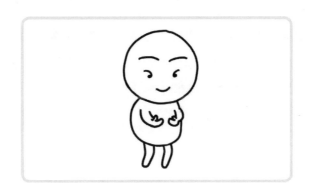

动作要点：右脚尖内扣约 45°，左脚收至右脚内侧成丁步；同时身体左转 90°；两手握固于腰间章门穴不变；目随转体视左前方。左脚向前迈一大步，成左弓步；同时，两拳提至肩部云门穴，并内旋变"虎爪"，向前扑按，如虎扑食，肘稍屈；目视前方。躯干由腰至胸逐节屈伸，重心随之前后适度移动；同时，两手随躯干屈伸向下、向后、向上、向前环绕一周。随后上体下俯，两"爪"下按，十指着地；

后退屈膝，脚趾着地；前脚跟稍抬起；塌腰、挺胸、抬头、瞪目；动作稍停。起身双手握固收于腰间章门穴；身体重心后移，左脚尖内扣约135°；身体重心左移，同时，身体右转180°，右脚收至左脚内侧成丁步。右势与左势相同，左右相反。

功法作用："任脉为阴脉之海"，统领全身阴经之气。通过卧虎扑食之势，身体的后仰、胸腹的伸展，可使任脉得以疏伸及调养，同时可以调和手、足三阴经之气。

适合人群：各类有时间与条件进行体育锻炼的脾虚患者，尤其适合有一定武术基础的患者。

注意事项：功法练习有一定难度，刚开始学习不宜追求过快进度，宜慢慢掌握操作要领，做到动作标准，且要结合呼吸与内劲儿的配合，才能达到好的效果。

十九、"呼"字诀

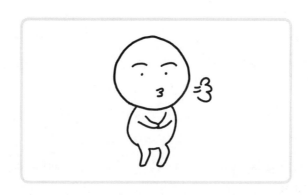

动作要点："呼"——舌居中吼出音。两掌向前拔出后，外旋内翻，转掌心向内对肚脐，指尖斜相对，五指自然张开，两掌心间距与掌心至肚脐距离相等，目视前下方。两膝缓缓伸直，同时，两掌缓缓向肚脐方向合拢，至肚脐前约10厘米。微屈膝下蹲，同时，两掌向外展开至两掌心间距与掌心至肚脐距离相等，两臂成圆形，并口吐"呼"字音，目视前下方。两膝缓缓伸直，同时，两掌缓缓向肚脐方向合拢。

功法作用："呼"字诀与脾相应。口吐"呼"字具有泄出脾胃之浊气、调理脾胃功能的作用。通过两掌与小腹之间的开合，外导内行，使整个腹腔形成较大幅度的舒缩运动，具有促进肠胃蠕动、健脾和胃、消食导滞的作用。

适合人群：各类有时间与条件进行体育锻炼的脾虚患者，尤其适合有一定武术基础的患者。

注意事项：功法练习有一定难度，刚开始学习不宜追求过快进度，宜慢慢掌握操作要领，做到动作标准，且要结合呼吸与内劲儿的配合，才能达到好的效果。

二十、捏脊

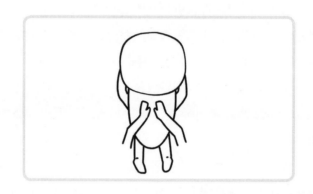

　　督脉从人体的后背正中通过，捏脊能够让督脉更顺畅。而且督脉还能够影响其他阳经，这样就能够使经脉疏利、气血流畅，有效改善身体的功能。此外，捏脊时，不仅能够捏拿脊柱正中的督脉，与此同时，也能捏拿脊柱两旁的膀胱经。膀胱经是各个脏腑背俞穴的聚集处，因此捏脊对于振奋阳气、调整脏腑功能具有很好的作用。通常情况下，这个方法对于大人、小孩腹泻、呕吐，小儿疳积、消化不良、便秘均有较好的治疗作用。

　　▶▶方法一：捏三提一

　　让患者趴在床上，背部保持平直，先在患者背部轻轻按摩几遍，使其背部肌肉放松。接下来，将自己两手的中指、环指和小指握成半拳状，示指半屈，并用双手示指中节靠拇指的侧面，抵在患者的尾骨处。再将拇指与示指相对，向上慢慢捏起皮肤，并向上轻轻捻动。切记要两手交替进行，并沿脊柱两侧自长强穴（在肛门后上方 3～5 厘米处）向上推进，推进过程中要边推、边捏、边放，直推至大椎穴附近，这才是一个完整的捏脊过程。在捏脊过程中，一般要按照这样的程序进行六至七遍。另外，需要注意的是，捏的过程中，每捏三下就要将背部的皮肤向上提一下，这叫"捏三提一法"。

▶▶方法二：搓脊

如觉得捏脊麻烦，或掌握不了操作要领，也可以用手搓脊柱及其两侧肌肉，更为方便省事，力度适中，以搓得皮肤微热为宜。

适合人群：各类脾虚患者，需要别人帮助保健治疗；尤其适合小儿脾虚患者，如腹胀疳积、消化不良患儿。

注意事项：①背部皮肤有损伤不适合捏脊。②患者先天体质差，捏脊的次数不宜太多，时间也不宜太长。③帮老年人捏脊，最好在晚上睡觉前进行，有利于老年人休息。对于老年人而言，每天可捏 1 次，每次保持在 15 分钟左右即可。④捏脊时捏起皮肤多少及提拿用力大小要适当，不可拧转。⑤在捏脊捻动向前时，要直线前进，不可歪斜，也不能捏捏放放。

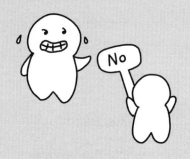

第九章

脾虚的坑不要踩

第一节

脾虚谣言

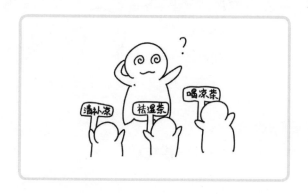

一、消化不良是脾虚吗

消化不良不一定是脾虚。消化不良主要分为功能性消化不良和器质性消化不良，功能性消化不良在中医学中属于"痞满""胃痛""呃逆"等范畴，病位在脾胃，与肝胆功能失调也有关系；而器质性消化不良则是由于某器官病变引起的，如肝病、糖尿病等。此外，情绪因素也可以引起消化不良。因此，脾虚可能是造成消化不良的原因之一，但要具体情况具体分析，辨证论治。

二、疲倦乏力是脾虚吗

中医认为，疲倦乏力可能是因机体气血不足引起的，也可以是主观情志导致的。而导致身体气血不足的病因较多，较常见的是五脏六腑的劳伤及功能失调（以脾、肝、肾为主）。主观情志就很好理解了，就是"心累""我觉得自己好累"，心情低落或做什么都没啥激情和动力，自然就很容易觉得累，这时脾会说："这个'锅'我不背。"

三、容易腹泻是脾虚吗

腹泻可分急性腹泻和慢性腹泻，在中医学理论中属"泄泻""久泻"范畴。急性腹泻，多由细菌、病毒感染，中毒、药物不良反应等原因引起，而慢性腹泻除脾虚泄泻外，也可能是肾虚泄泻、肝郁泄泻等，以及其他疾病引起的胃肠道反应，若仅凭腹泻判定是脾虚显然不够科学。

四、"清补凉"都可以健脾吗

广东、广西以北省份的朋友可能对"清补凉"比较陌生，这里先简单介绍一下。在岭南地区，包括广东、广西、海南、香港和澳门等地，夏季高温多雨，长期湿、闷热的环境让人感觉不太舒服，于是便诞生了"舌尖上的清凉"——清补凉。清补凉常见主料有玉竹、薏苡仁、百合、芡实、莲子、山药等，多以老火汤、粥或糖水的形式出现，不同地区配方也有差异。如广东会再加入沙参、党参、瘦肉等熬成汤或粥，广西会加入一些水果做成类似水果什锦冰，海南又会加入自家特产椰肉、椰汁、椰奶等做成甜品。

清补凉各式各样的组合让其既能清退暑湿，又可补肺滋阴，日常保健效果较佳。但正因清补凉组合多变，有以健脾祛湿为主的，也有润肺的，适合的人群就会有区别。如配方里常用的山药，既补脾气，又益脾阴，且性兼涩而止泻，故凡脾虚食少、体倦便溏、儿童消化不良的泄泻及妇女带下等，皆可应用，但湿盛中满而有积滞者忌服。又如党参，既擅补中气，又善益肺气，为治脾肺气虚证最常用之品，但气滞、肝火盛者忌用，邪盛而正不虚者不宜。有见及此，食疗保健之前还是得先了解自身体质状况，不宜人云亦云。

五、喝凉茶会不会伤脾胃

凉茶，作为中医药文化界里的一个"小明星"，自古以来就"自带流量"，这种传统中草药植物性饮料凭借自身制作、服用简便，疗效可靠的优点，让无论是宫内皇亲国戚，还是民间百姓，都成为其忠实"粉丝"。而凉茶的服用，还是有讲究的。熬制凉茶大多用的是偏寒凉药性的中药，一般不建议素体虚弱、寒性体质、正处经期或产褥期女性、婴幼儿等服用，另外尽量避免冷服凉茶。因此，在饮用凉茶之前，宜先了解自身体质与当下身体状况，配合时节，适量地饮用才能发挥凉茶的最佳效用，避免乱用滥服而导致不良反应。

六、喝点儿祛湿茶就可以健脾吗

在如今全民养生的时代，加之网络资讯发达，感觉随随便便都能找到保健界的"武林秘籍"学上"一招两式"。不知你们是否有这样一个认识，脾虚易"生湿"，先祛湿就对了，喝点儿祛湿茶，湿气排了脾自然就舒服了。这看似合理的逻辑关系，却藏了不少隐患。

脾虚，可分为脾阳虚、脾阴虚、脾气虚等，同为脾虚，治疗方法却大有不同，甚至相反，若盲目祛湿则可能不仅不见起效，还会使病症加重。其实有时身体感觉不适，应及时补充睡眠，清淡饮食，调整作息，适度放松。依然未能缓解，即应寻求专业医生诊断治疗。俗话有云："是药三分毒"，不要随便吃，如果不对证或者不适合个人体质，吃了只会适得其反。

第二节

祛湿雷区

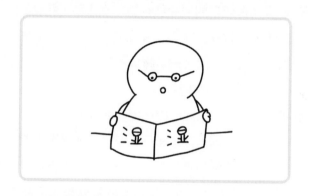

在中医理论中，脾为后天之本，同时主气散精、输布津液。脾虚则运化水液能力弱，水液停留在体内容易让人感觉"湿气重"，此时应该健脾祛湿，把体内多余水分排出体外。简单地说，脾就像人体的抽水机，把人体内的水抽到应到的地方，若机器失灵，水排不出去，人也像整天泡在水里一样难受。

古语云："知己知彼，百战不殆。"要祛湿，我们先认识一下何为"湿"。

中医认为，湿为自然界六种不同的气候变化之一，在长夏表现尤为突出。当湿气太过，使人发生疾病时，就称之为

"湿邪"。病邪也分阴阳，而湿为阴邪，遇寒成寒湿，遇热则为湿热，侵犯人体易阻遏及损伤阳气，临床症状大多具有沉重感；湿性较黏滞，致病时的表现主要为起病缓、传变慢、病程长、难速愈；湿性趋下，易侵袭人体腰以下的部位，如水肿多以下肢较为明显。

湿又分为内湿和外湿。内湿，即体内生的湿，大多数是由于长期或大量食用生冷食物，损伤脾胃阳气所造成的。外湿，则为由外部环境引起的湿气，如淋雨未及时擦干、长时间涉水或水中作业等。

日常生活中，我们可以通过观察自己的精神状态、体表皮肤、舌苔以及大便等来判断体内是否湿气较重。如总觉得困，头老是像被什么东西包裹着，整天无精打采，容易烦躁；又如头脸十分油腻，满脸油光常长痘，皮肤出现瘙痒或皮疹；再看舌苔，越厚腻，湿邪越严重；还有大便，若不成形，长期便溏，或成形但易粘马桶，这些都是体内有湿的表现。此外，有些人早上起来没有明显水肿，但到了下午小腿肿胀厉害，体重也有所增加，晚上睡觉又会频频起来上厕所，这可能是下肢静脉循环不良所致，在女性或老年人中易见，特别是经常保持同一坐姿很少起来运动的人，容易导致下半身水分及废物困积，引起下肢水肿。

读到这里，是否感觉对"湿"有点儿了解了？是否觉得避开"雷区"就能免于生湿了？可祛湿的"雷区"多着呢！

▶▶雷区一：寒热不分，单纯祛湿

现代人患病病因复杂，如果只是"对号入座"，觉得自己体内有湿，然后就不管三七二十一，山药、薏苡仁（薏米）、莲子、芡实等各种祛湿神药熬汤、熬粥、泡茶，先干为敬，结果却可能是疗效达不到预期，甚至反而产生更多不良反应。

如上文所说，湿邪易夹寒或夹热，治疗应"寒者热之，热者寒之"，再配合健脾祛湿，若不辨证祛湿，很容易会雪上加霜、火上浇油，让治疗效果不尽如人意，甚至使病情加重。

▶▶雷区二：大量运动，排汗祛湿

有人可能会想：汗是体内的水，排出来不就祛湿了吗？

中医认为，汗并不是普普通通由水、氯化钠、尿素等构成的液体代谢产物，而是来源于我们日常饮食经过消化系统加工产生的营养精华，是人体津液的重要组成部分。

平时合理运动锻炼、适当排汗的确有助祛湿，但过度运动排汗后往往会出现乏力、口干等不适感，这就成了开泄过度、伤精耗气的结果。若自身是脾阴虚，本来体内津液就少，再大量排汗，只会使病情加剧。

▶▶雷区三：薏米红豆水是祛湿神器

这个方子感觉随处可见，但其中误区却不是那么显而易见了。

首先，薏苡仁（薏米）味甘、淡，性凉，功善利水渗湿、健脾止泻，用于水肿、脚气、小便不利、脾虚泄泻等，但脾虚无湿者、孕妇忌用。生薏苡仁性偏寒凉，若本就虚寒的脾胃再让阳气受损，那湿邪只会越发严重。就算把薏苡仁炒后减其寒性，仍应适量、适度去使用。

其次，我们日常食用的红豆祛湿功能较弱，中医常用祛湿的应为赤小豆，如果选错了，祛湿效果就会大打折扣。而且，赤小豆可行津液、利小便，但久服会让人干燥，也就是长期服用容易把体内津液也损耗掉，进而产生不良反应。

再者，赤小豆外皮较韧，若直接与薏苡仁同煮，可能把薏苡仁煮到熟透了赤小豆还没什么变化。应该先用热水浸泡，再去水取渣与薏苡仁同煮，营养成分就能更充分地释放出来。

▶▶雷区四：都说肥胖易生痰湿，节食、素食减肥也能祛湿

爱美之心，人皆有之。很多人在保持优美体态方面，那真的是八仙过海，各显神通。曾听一减肥餐单中，水果比重远远高于主食，甚至不吃主食。这真的有利于身体健康吗？

《黄帝内经》有云："五谷为养，五果为助，五畜为益，五菜为充……"五谷主食才是我们养活自己精、气、神的根本，其他的果、肉、菜都是添砖加瓦，补充其他所需营养物质的。而且，果、菜等素食相对以中性或偏凉性为多，长期坚持素食反而会导致人体寒凉过剩、温阳不足而引发或加重脾胃问题。因此，要科学减肥，不能本末倒置，适当锻炼配合合理膳食，再调整作息规律才是正道。盲目减肥，别说达不到祛湿效果，身体也可能被搞垮。

▶▶雷区五：多吃辣，不怕湿

在一些气候比较潮湿的地区，很多人习惯吃一些辣的食物，吃完大汗淋漓的感觉很爽，觉得湿气与我无关了。也确

实，适当吃点儿辛辣的食物有助排汗祛湿，但其实这只是
"治标"。脾就像人体的"除湿器"，脾脏健运，才能把人体
内多余的水分排出，因此，健脾才是"治本"的关键。

第三节

错误补脾

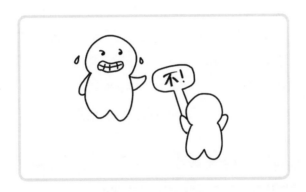

一、过度补脾

虚是要补，但得适度。

同样都在补脾，有人效果明显，补完四肢有力、神清气爽，有人却获效甚微，越补越虚，甚至引发各种疾病。补得好的前提是脾虚患者选择了最适合自己的补脾方法和药物，适度地补。相反，不科学、不对症地补那就不是补了。对于以下几种常见的药食同源保健药材，来看看你了解多少？

1. 党参 既善补中气，又能益肺气，为治脾肺气虚证最常用之品。用于中气不足所致的食少便溏、四肢倦怠等症。但气滞、肝火盛者忌用；邪盛而正不虚者不宜。

2. 太子参　既能益气，又能养阴，性偏凉，补中兼清，为清补之品，适用于脾肺亏虚、气阴不足之轻证。用于脾气虚弱、胃阴不足所致的食少倦怠。本品有益脾气、养胃阴之效，但药力较缓，为补气药中的一味清补之品。故常用于治疗脾虚胃阴不足而又不受峻补者，配山药、石斛等药同用，以益气健脾、养胃生津。但邪实而正不虚者慎用。

3. 黄芪　甘温，入脾、肺经。既善补益脾肺之气，有"补气之长"的美称，又可升举阳气，常用于脾肺气虚诸证，而对脾阳不升、中气下陷，症见久泻脱肛、内脏下垂者尤为适宜。但表实邪盛、内有积滞、阴虚阳亢、疮疡阳证、实证等忌用。

4. 白术　功善补脾益气而燥湿，为健脾要药，适用于脾胃虚弱诸证；又善补气健脾而燥湿利水，可消痰饮、退水肿，又为治痰饮、水肿之良药；且善补气健脾而奏固表止汗之效，亦常用于治疗表虚自汗。但阴虚内热或津液亏耗燥渴者慎用；气滞胀闷者忌用。

5. 山药　既补脾气，又益脾阴，且性兼涩而止泻，故凡脾虚食少，体倦便溏，儿童消化不良的泄泻，以及妇女带下等，皆可应用。但湿盛中满而有积滞者忌用。

6. 绞股蓝　既善健脾益气，又能理气、除湿、活血、生津，而治脾虚气滞、脾虚肝郁湿阻、气虚血瘀及气阴两虚等多种脾虚兼夹之证。但少数患者服药后，出现恶心、呕吐、腹胀、腹泻（或便秘）、头晕、眼花、耳鸣等中毒症状。

7. 白扁豆　功善健脾化湿、消暑，兼可解毒。具有补而不腻、化湿不燥的特点，常用于治疗脾虚夹湿证。既对病后体虚，初进补剂尤为合适，又对夏季暑湿伤中，脾胃失和所致的吐泻，能获良效。但本品内含毒性蛋白，生用有毒，加热后毒性大大减弱，故生用研末内服宜慎。

8. 甘草　具有补脾、润肺、解毒、缓急、和药等作用，用治脾胃虚弱，中气不足，能补脾而益气；与寒药同用能缓和其寒，以防伤及脾胃阳气。但湿盛胀满、浮肿者忌用。久服较大剂量的生甘草，可引起浮肿等。

9. 大枣　能补中益气，为调补脾胃的常用辅助药，用于脾虚食少便溏、倦怠乏力等证。但湿盛脘腹胀满、食积、虫积、龋齿作痛及痰热咳嗽均忌服。

10. 饴糖　质润而不燥，脾胃气虚用之，能补脾而益气。但湿阻中满、湿热内蕴及痰湿甚者忌用。

11. 补骨脂　能补火温脾而止泻，用以治疗脾肾阳虚之泄泻。但阴虚火旺及大便秘结者忌服。

12. 益智仁　有温脾止泻、开胃摄唾之效。治脾胃虚寒泄泻，常与健脾益气、温中散寒药同用；治口多涎唾或小儿流涎，可配补脾健胃药同用。但阴虚火旺或因热而患遗精、尿频、崩漏等病症者均忌服。

13. 菟丝子　能温肾补脾而止虚泻，可用治脾肾虚弱之泄泻。但阴虚火旺、大便燥结及小便短赤者忌服。

14. 龙眼肉　功善补益心脾，养血安神，既不滋腻，又不壅气，为性质平和、药食两用之滋补佳品。主治心脾虚损、气血不足所致的心悸、怔忡、失眠、健忘等症。但内有郁火、痰饮气滞、湿阻中满者忌服。

　　了解了适用与否，能把中药保健养生的作用发挥得更好。另外，脾胃虚弱之人，进食、进补均会出现中焦堵塞现象，中焦枢纽不通，上、下、左、右气机均会受阻，故容易发生虚不受补。因此，脾胃虚弱之人，无论食补、药补，宜和缓进行。

二、只补不健

　　前文说到健脾是治本的关键，但不是"虚则补之"吗？既然是脾虚，治疗方法不应该是补脾吗？健脾和补脾有何区别？

　　带着这些疑问，我们一起来了解一下，何谓健脾？何谓补脾？

　　中医认为，脾主运化。我们吃到肚子里的水、谷、果、蔬经胃的腐熟磨化后，精微物质由脾吸收，然后向上输送到肺并布散全身，滋养五脏六腑，充养四肢百骸。形象一点儿去理解，脾就是一台主要负责吸收和运转水液及营养物质的机器。这台机器如果出现故障，原因或许是动力不足，又或者有什么东西阻碍其运转。

　　那么重点来了（敲黑板，请注意！），让这台机器恢复正常运转的操作，我们称之为健脾。健脾的操作可能是去除一些妨碍脾正常运转的物质，具体手段如祛湿、消食等；也可能是帮脾打打气，加加油，用爱心和补品让其充满动力，如补脾。

可以理解为，补脾是健脾的一种方法，以补脾气（对应脾气虚）、补脾阳（对应脾阳虚）为主，增加脾运转的动力。而日常提及健脾，多指清除体内多余的痰湿、积食，让脾胃运转起来。

现实生活中，有些朋友脾虚想调理，第一反应可能就会去补脾。结果一堆补品消耗完，没什么作用之余还上火了，就是因为没搞清楚自己怎么个虚法。要知道，补虚药可是脾胃虚弱者慎服的呀！因此，对脾虚的中医治疗思路，健脾是关键。一般先健脾，清杂质、使运转；再补脾，保养保养，让其更好地运转。

总之，出现脾虚的病症，就需要通过健脾补脾的方法进行治疗，健运气机，补其不足，调整阴阳平衡；没有脾虚的问题，则可以通过养脾、护脾的方法进行养脾保健，使脾不受到伤害。而一味地只补脾、不健脾，或只健脾、不补脾，则可能造成矫枉过正或过犹不及至阴阳失衡，导致疾病的发生，是不可取的。所谓疾病三分靠治，七分靠养，脾虚证也是如此。所以，对脾虚证的治疗固然重要，而养脾、护脾更是重中之重。

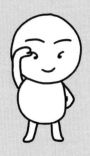

第十章

土味健脾八法

1. 一嘶一嘿运气机

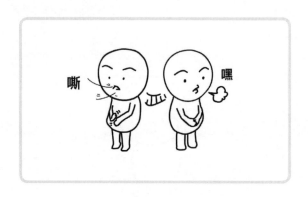

脾宜升则健，胃宜降则和。闭目站立，精神放松，发"嘶"的音时，用口吸气，鼓起腹部，气流上升；发"嘿"的音时，用口呼气，收起腹部，气流下降，尽量匀速平和地伸展打开，可以调节中焦的气机。同时拍打手背，手背部主要有三条经络，分别是手阳明大肠经、手太阳小肠经、手少阳三焦经。左、右手相互拍打，5分钟左右，有促进消化、通便排毒的作用。

2. 叩齿吞津揽沧海

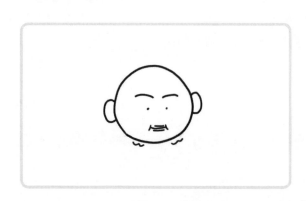

　　闭目站立，精神放松，口唇微闭，心神合一，先门齿互扣 36 次，再后牙互扣 36 次，最后虎牙分别互扣 36 次，轻重适度，再舌头在口腔内上、下、左、右来回运转数十圈。

　　接下来，闭上双目，舌抵上腭，唾液聚集后，将口腔里的唾液缓缓咽入腹内，同时用意念慢慢地把它送入下丹田（肚脐下三指的地方），意守丹田。

3. 掌绕神阙导补泻

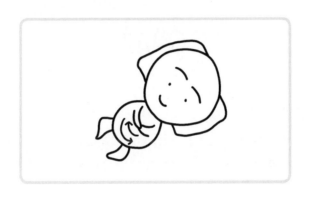

　　平卧位（效果更佳）或站立位，双手五指并拢，以肚脐眼儿为圆心，先用左手的指腹和掌根（也可双手上、下叠放），按逆时针方向按摩 100 下；再用右手的指腹和掌根（也可双手上、下叠放）按顺时针方向按摩 100 下；最后又用左手按逆时针方向按摩 100 下。此法以逆时针方向为补，顺时针方向为泻。

　　"左—右—左"的顺序，属两补夹一泻，为补法，适用于脾虚大便常年稀烂之人。如果是便秘硬结，就要用泻法，即改为"右—左—右"的顺序，属两泻夹一补。一般不可单补或单泻。脾胃正常的人可用平补平泻法，即用先左后右或先右后左的顺序。

4. 指按四极培中土

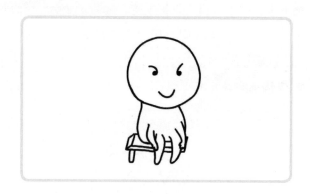

拇指与四指相对，以手较用力握住小腿肚肌肉，将小腿从上至下，再从下至上，反复慢慢按摩捏拿，力度适中，以能感到较强酸痛感且能承受，按后觉得舒服为度，每次反复20～30遍，坚持每天数次。

5. 吐气开合引腑行

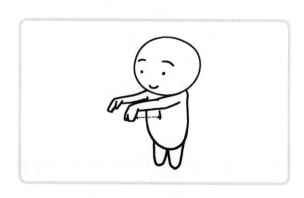

"呼"——舌居中吼出音。两掌向前拨出后，外旋内翻，转掌心向内对肚脐，指尖斜相对，五指自然张开，两掌心间距与掌心至肚脐距离相等，目视前下方。两膝缓缓伸直，同时，两掌缓缓向肚脐方向合拢，至肚脐前约 10 厘米。微屈膝下蹲，同时，两掌向外展开至两掌心间距与掌心至肚脐距离相等，两臂成圆形，并口吐"呼"字音，目视前下方。两膝缓缓伸直，同时，两掌缓缓向肚脐方向合拢。本法取自"六字诀"。

6. 熊运腰腹理内息

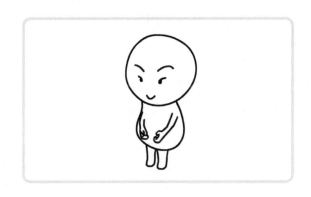

练习口诀：双拳成掌垂于腹，上晃下划目环视。

站立位，双手握空拳成"熊掌"，拳眼相对，垂于下腹部，目视双拳。以腰腹为轴，上半身按顺时针方向摇晃，双拳随之经右肋部、上腹部、左肋部、下腹部划圆，目随身体摇晃而环视。本法取自"五禽戏"。

习练提示：配合呼吸法，身体上提时吸气，前俯时呼气。可结合呼字诀进行腹部呼吸动作练习。双拳应在腰腹的引导下，将意念之气运作于丹田时划圆，同时动作要协调自然。上体做逆时针摇晃时，双拳也要随之从下腹部到左肋部、上腹部、右肋部，再回到下腹部。

7. 单举平天实脾胃

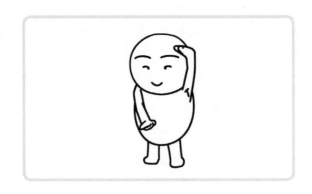

先左手自身前成竖掌向上高举，继而翻掌上撑，指尖向右，同时右手掌心向下按，指尖朝前。左手俯掌在身前下落，同时引气血下行，全身随之放松，恢复自然站立。同前动作改右手上举，唯左右相反。如此左、右手交替上举各4～8次。熟练后亦可配合呼吸，上举吸气，下落呼气。可结合呼字诀进行腹部呼吸动作练习。本法取自"八段锦"。

8. 揉压手心调运化

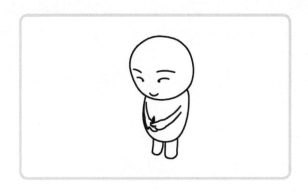

中医认为，手掌心对应腹部，中心对应肚脐。先以拇指按压对侧手心中央，按压 3 ~ 5 秒，左、右手交替。然后再用拇指按顺时针方向从对侧大鱼际按压一圈，碰到硬结时用力多按压一会儿，左、右手交替。可以做 5 ~ 10 组，有缓解肠胃不适和便秘的作用。